中式埋线
微整形与减肥

主　编	马立昌	陈元武	马虹宇
副主编	徐亚娟	吕慧芳	单晋杰
编　委	何　英	白　丽	龚旺梅
	石换蕊	单艳红	李泳仪
	李咏红	王建萍	李小燕
	孟　那	王心枚	周　莉
	王亚杰		
顾　问	单　顺	温木生	李津丽

中国医药科技出版社

内 容 提 要

靓丽的容貌是现代人的追求，本书从中医学、美学、面相学、心理学角度阐述目前中式埋线微整形与减肥技术、意义及影响。从易经面相学理论阐述中式埋线微整形与减肥的现实意义，通过中式埋线微整形与减肥改变问题面相后，从而改变了自卑心理进而改变一个人命运，达到身体健康、容貌美丽、生活幸福的目的。中式埋线微整形、减肥是一种几乎没有副作用，疗效持久的中西医结合新技术。

本书分两个部分，第一部分是新型中式埋线微整形技术；第二部分埋线减肥瘦身技术。本书的中式埋线微整形与减肥是中医特色的方法，与现在流行的韩式微整形具有很大的区别，是应用中医的整体观念调理身体，再进行微整形以及减肥瘦身，是一种绿色疗法，经得住时间的考验，并且和埋线疗法一样具有强大的生命力，会在较长的时间内在微整形减肥领域独领风骚，让人们拥有健康，拥抱美丽。

图书在版编目（CIP）数据

中式埋线微整形与减肥 / 马立昌，陈元武，马虹宇主编. —北京：中国医药科技出版社，2017.11

ISBN 978-7-5067-9637-8

Ⅰ. ①中⋯　Ⅱ. ①马⋯　②陈⋯　③马⋯　Ⅲ. ①美容–埋线疗法②减肥–埋线疗法　Ⅳ. ①R244.8

中国版本图书馆 CIP 数据核字（2017）第 251369 号

美术编辑　陈君杞

版式设计　张　璐

出版　**中国健康传媒集团** | 中国医药科技出版社

地址　北京市海淀区文慧园北路甲 22 号

邮编　100082

电话　发行：010-62227427　邮购：010-62236938

网址　www.cmstp.com

规格　787×1092mm　1/16

印张　9

字数　190 千字

版次　2017 年 11 月第 1 版

印次　2023 年 3 月第 3 次印刷

印刷　三河市万龙印装有限公司

经销　全国各地新华书店

书号　ISBN 978-7-5067-9637-8

定价　**38.00** 元

版权所有　盗版必究

举报电话：010-62228771

本社图书如存在印装质量问题请与本社联系调换

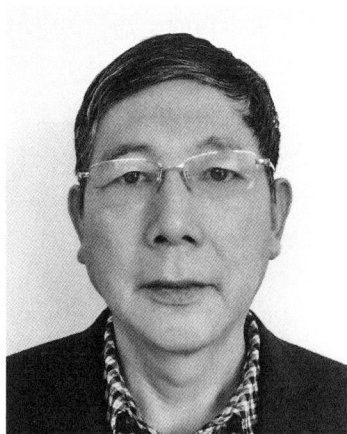

马立昌　主任中医师，教授，中华传统医学会埋线医学专业委员会主任委员，中民协国际针灸合作委员会首席专家，北京华夏岐伯中医科学研究院顾问，河北省老科协埋线医学分会会长，河北省石家庄埋线医学培训学校校长。

　　自 2001 年与埋线专家陆建先生（已故）建立全国首个埋线学会以来，在石家庄、重庆、天津、杭州、北京、郑州、武汉、兰州、沈阳、上海、乌鲁木齐、南京、深圳等城市组织全国性的埋线疗法会议 14 次/场，2006 年在河北省科协的领导下、中华传统医学会埋线医学专业委员会的组织下在全国创立了第一个由教育局注册的埋线疗法培训机构《石家庄埋线医学培训学校》，为埋线疗法的全国性推广、普及、提高付出了全部精力和心血，培养了全国数以千计的埋线医学精英，为埋线疗法推广、普及和提高作出了巨大贡献。

　　1989 年及 2016 年分别被河北省老科技工作者学会授予"学会先进工作者"称号，2006 年经河北省老科协埋线医学分会评审，被授于"埋线医学专家"称号。2009 年被中华传统医学会授予"中医大师"称号。2010 年 10 月被中国民间中医医药研究开发协会国际针灸合作委员会授予"埋线医学领军人物"称号。

　　热心卫生、教育事业。对中医学、脊柱医学、心理科学的中西医结合埋线治疗研究倾注了毕生精力，主持中华传统医学会埋线医学专业委员会、河北省老科协埋线医学分会、石家庄埋线医学培训学校全面工作，面向全国推广原卫生部十年百项适宜技术"微创穴位埋线疗法"，使这些工作做得有声有色，走到了全国的前列，2007 年度、2009 年度受到了河北省老科技工作者学会的嘉奖。2013 年度被石家庄市裕华区教育局评为先进教育工作者。2007 年被中华人物丛书《政协委员风采录》录入河北卷。2004 年 7 月被北京华夏岐伯中医科学研究院特聘为专家顾问。2016 年被中国科协中国未来研究会授予《时代先锋》。

　　积极钻研本职业务，勇于创新，采用中西医结合的微创埋线方法对中式埋线微整形美容、减肥、体质调理、慢性皮肤病、高血压、脑血管病后遗症、冠心病、慢性鼻炎、颈椎病、腰椎病、精神分裂症、躁郁症、焦虑症、抑郁症、强迫症及各种心身疾病等百余种疑难病科学攻关，取得了使病人花钱少、见效快、疗效好的优异成绩，减少了病人痛苦和医疗消费，受到了国内、外患者的赞扬。近年来根据脊柱医学理论，探索出应用锤击脊柱正脊以后进行埋线的技术，使很多颈肩腰腿痛、缺血性心脏病等疼痛科、内科疑难病迅速改善症状，使埋线技术正在成为一项治疗各种疑难病的锐利武器造福于人类。40 多年来全国各地患者敬送的一面面锦旗、一幅幅牌匾，表达了全国各地群众对所取得成绩的肯定。

　　近十年来致力于研究埋线减肥、面部微整形技术的研究，创立了自己一整套有别于韩式、欧式埋线美容的新技术——**中式埋线微整形**，又根据易经面相学原理，对面部问题的面相进行埋线修复，使很多人改变了不好的运势，重新过上了幸福的生活。在应用微创埋线技术进行减肥、体质调理减肥，面部提升、除皱、填充袋等方面，真正达到了创伤小、恢复快、绿色无毒副作用的效果，微创埋线减肥、中式埋线微整形塑形技术在腹部塑形瘦身，面部以及颈部、鼻部、眼部、胸部、腹部、腿部等领域的整形修复均有独创成就，得到了广大爱美人士的信任。

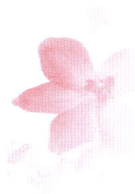

温　序

　　弹指之间，埋线疗法的问世已经五十多年了。五十年风雨沧桑，五十年流光溢彩，五十年春华秋实，五十年硕果飘香。五十年来，正是许多埋线工作者的努力，才有了埋线医学的今天，学术、理论的丰富和埋线疗法国家标准的建立为埋线医学的发展打下了良好的基础，扩大了社会影响力，为埋线事业和发展注入了生机与活力，为推动埋线医学事业的发展做出了积极贡献，使埋线的临床和实践也取得突飞猛进的发展。在这里，中华传统医学会埋线医学专业委员会会长马立昌先生、张金霞教授功不可没。

　　我与马立昌会长于 2007 年在重庆全国埋线学术会议相识后，我们一直是良师益友。他作为一会之长，长期以来工作兢兢业业，虽已 60 开外，还到处讲课，举办培训班，其精力之旺盛，就像一个年轻人似的。在学会里，他主持和带领埋线医学专业委员会的专家们开展了大量有特色、有成效、有影响的工作，坚持"团结奋斗、民主办会"，认真开展各种形式的学术活动，广泛宣传埋线医学、促进埋线医学的创新和学术繁荣、提升埋线工作者的人才素质，赢得了广大会员的信赖，树立了学会的良好形象。特别在对埋线医学的推广上，先后出版了《微创穴位埋线疗法》《微创穴位埋线实用技术》《埋线美容塑形实用技术》等著作，现在他与陈元武教授、马虹宇硕士最新合著的一本《中式埋线微整形与减肥》稿件又摆在了我的书桌上，浏览之余，不禁为马立昌先生、陈教授、马硕士的才学感到钦佩！

　　细想起来，埋线微整形和减肥，不外乎关系到一个"美"字，对美，不同民族、不同时代的人有不同观点，但人类的爱美意识是相同的。正所谓"爱美之心，人皆有之"，人们对美丽容颜的追求，对青春永驻的向往过去直到现在都一直存在，美容和减肥方法也应运而生，现代医疗技术的迅速发展，带动了医疗美容瘦身技术较快的更新，特别是现代微创方法包括埋线的方法与美容瘦身相结合，成为现代美容瘦身的一朵奇葩，反过来，也加速了埋线疗法的发展和内涵，其治疗范围也逐渐扩大。这里，包含了马立昌会长、陈元武教授、马虹宇硕士等众多埋线及美容的专家们的不懈奋斗和努力，这本书的出版，无疑开创了整形美容瘦身和埋线医学一体化的新融合模式！为中国的医疗美容事业和埋线医学提供了新的生命力。真是可喜可贺！

　　综观本书分两个部分，第一部分是新型中式埋线微整形技术，阐述了中式埋线微整形的必要性及埋线对微整形的临床应用；第二部分埋线减肥瘦身技术则阐述了肥胖对人体及容貌的影响和埋线减肥的技术应用。这些技术和方法具有中医特色，从中国传统医学的整体观念出发，以埋线方法为手段，通过对局部皮肤及穴位的刺激，达到养护皮肤、美化容颜、减肥瘦身、延缓衰老的目的。这些技术和方法具有简便易行，无毒无害，安全可靠，效果迅速，适应证广等特点。在许多方面均有独创成就，相信一定会受到广大爱美人士与医务工作者的信任与爱戴。

本书介绍的是一种绿色疗法，它将中医学、心理学、美学、面相学、人体艺术融为一体，从医学的角度来研究美容，主要是利用医学知识和技术，维护人体健康、修复和再塑人体之美。这种方法经得住时间的考验，并且和埋线疗法一样具有强大的生命力，会在较长的时间内在微整形减肥领域独领风骚，让人们拥抱健康，拥有美丽。同时对埋线疗法进行了推广，扩大了大家的视野，使大家在学习埋线美容的同时，得到更多的启迪和提高。

我相信，《中式埋线微整形与减肥》的问世，将是中医及针灸工作者、美容工作者集科研、教学于一体的不可多得的参考书。现我有幸先睹为快，深受启迪，其欣慰之情自不待言，故作序以励之。

温木生　于重庆

2017 年 5 月 16 日

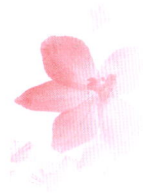

前 言

一个出色的微整形医生，不管他本人的意愿如何，在他（她）就微整形技术应用改变一个人容貌的同时，也就改变了这个人的未来；通过中式埋线微整形改变了一个人肉体容貌的形象时候，也就同样改变了这个人，甚至改变了他的个性、他的行为，甚至可能改变他最基本的天赋和能力。

医学哲学的角度说，微整形与减肥是一个心理与社会的过程。现代微整形与减肥美容受术者并非传统意义上的容貌缺陷患者，更多的人是一些小小的缺陷，是出于爱美或者追求时尚而进行微整形与减肥，从而实现通过社会的认可并增加自信感，实现自己心理上的满足。

中式埋线微整形与减肥的目标是要受术者成为一个"自我实现的人"。这些"自我实现的人"是那种自信，自尊，宽容和自我完善的人。有些人因为容貌丑陋而不敢抬起头来成为"真正的人"，反而带着卑贱的表现存在于这个世界，其实即使他们长得不漂亮、体型肥胖，但是也不是生活中的失败者，仍然可以通过中式埋线微整形与减肥使他们成为生活的艺术大师。他们不需要怜悯，可以通过容貌相貌的改变从而变得自信和乐观。

现在社会上微整形与减肥之风盛行，很多年轻人都加入了"微整形和减肥大军"的行列，其中不乏即将毕业、渴望找到一份理想工作的大学生。微整形与减肥以后可以有利于找到合适的工作，特别是某些对容貌要求高的行业如空乘人员、演员等除了本身的身高外，外表也是一个很重要的参考条件，一些容貌上的小问题可以通过微整形来改善，从而获得更多的工作机会和荣誉。

女士不仅要善于与朋友、同事圈子相处，同时也要懂得把自己修饰得漂漂亮亮的。男人其实和女人一样，需要融入生活圈子。如果女士年过三十仍然身材迷人、容貌靓丽，男士一定非常乐意带你参加他的朋友聚会，这是非常体面的一件事情，周围人的称赞也会极大提升自信心。

现在美容和减肥业百花齐放、百家争鸣，各种微整形与减肥方法层出不穷，给人们带来了美丽的容貌，但是，减肥与整形一旦失败，在一定程度上会带来后遗症甚至是毁容，给患者带来一辈子痛苦。有些影星偷偷溜进微整形院整容，但等她伤口结疤，再度露面时，人们却发现眼睛并没有变得更美。从医学角度来说，失败的整形会破坏人体相关的正常容貌，使人的自我认可心理得到打击，从而影响整个面容。

寻找一种成本低、没有副作用、不会毁容，而且保持时间长的美容微整形与减肥方法成了医美行业医生的追求，有幸的是，我们在长期埋线治病方面取得了很好的效果，手术以后发现人的身体健康了、机体恢复平衡了，并且人的容貌也会向慈眉善目方面改善，也就是说患病以后人的躯体变化和心理变化会使人的容貌发生改变，根据这个道理，我们认为美丽容貌一定要有个健康的身体保障，才能永葆青春。经过长期的研究，根据现代微整形与减肥原理和易经面相理论，我们应用各种医用材料对比进行中式埋线微整形与减肥，最后找到了一种 PGA 和 PDDO 聚丙烯锯齿线的生物蛋白线材料进行中式埋线微整形、减肥，收到了我们理想追求的效果——**成本低、不会毁容，而且保持时间长。**

近年来，我们应用 PGA 和 PDDO 聚丙烯锯齿线等生物蛋白线材料进行中式埋线微整形与减肥，只要严格无菌操作，没有一例出现其他美容产品所出现的副作用和毁容现象，并且成功解决了多例因为不适应玻尿酸、肉毒素等产品出现的毁容患者，使这些毁容患者得到了成功修复，恢复了美丽容貌。

本书的出版一定会使祖国的微整形、减肥事业提高到一个新阶段，让那些因为容貌不够靓丽而自卑的人们通过中式埋线微整形与减肥变得身材匀称、容貌靓丽，从而自信的迎接幸福生活！

本书的出版得到了埋线医学领军人物，重庆市针灸协会副会长温木生教授的支持，在此表示衷心的感谢。

马立昌
2016 年 3 月

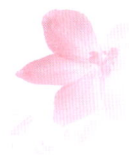

目　录

第一部分　中式埋线微整形

第二部分　埋线减肥

第一部分
中式埋线微整形

随着人们生活水平的提高，人们对健康、对美的追求日趋强烈，大家都希望拥有健康的身体、晶莹细致靓丽白皙的肌肤、动人的容貌、良好的心理素质已经成为现代人的追求。于是，能够拥有一个健康的体魄、"冻龄"容貌、皮肤长久健康、神采奕奕、眉清目秀的健康美容悄悄然进入了高端人士的生活日程，对高端人士的生活注入了新的内涵，微整形已经成为了现代生活的一个重要部分。

所谓中式埋线微整形，就是通过中西医结合技术，进行埋线改善身体病态体质，身体健康了人才能生机勃勃、神采奕奕。通过埋线对面部存在的塌陷、皱纹、松弛等影响心理自卑的容貌和影响一个人运势的相貌进行微整形，使她或他的面貌得到修复。热情的拥抱健康，彻底改变一个人的消极心理，使其变得自信，拥有好的面相换来好的运势幸福去生活是大家的愿望。

同样是美容，现在广泛应用化工产品如玻尿酸、肉毒素等进行填充、祛皱，殊不知玻尿酸、肉毒素等化工产品的副作用不容忽视，严重的可导致毁容，对一个人的心理伤害可以毁掉一个人一生的幸福。

经过多年来的研究，笔者发现中医埋线治病的效果相当好，人没有疾病了，就会容光焕发，应用创新的生物蛋白线在问题面部进行埋线微整形，塌陷的肌肤平整了，深深地皱纹消失了，眼袋没有了，下垂的面部紧致提升了，鼻子塌陷高挺了。一个人容貌改变了，自卑心理也就消失了。更值得一提的是很多生活坎坷事业不顺的人士，通过埋线微整形以后工作顺利，事业蒸蒸日上了，还有一些大龄男女很快找到了心怡的伴侣。所以中式埋线微整形不单单是改变容貌的问题了，更重要的是通过埋线可以让人拥有健康的体魄、靓丽的容貌、健康的心理、顺风顺水的好运气。

第一章

人体最大的器官——皮肤

人的皮肤是人体最大的器官，人体皮肤分为三层，依次为表皮层、真皮层、皮下组织层。不妨做个试验，将一块哺乳动物的肉从皮面向下切一刀，那层坚韧的物质就是表皮和真皮层，再往下比较柔软的，俗称为肥肉，这就是皮下组织层。人与哺乳动物的皮肤结构是一样的。

人体皮肤以眼睑（眼皮）上的最薄，只有 0.3 毫米，手掌和脚掌的最厚，有 1 毫米。成人的皮肤面积为 1.5～2 平方米，重达 2.8 千克左右，是人体中最大的器官。一般从 25 岁开始人体皮肤新陈代谢将会放慢，皮肤开始衰老。

人体皮肤由弹性纤维和胶原纤维构成，弹性纤维占皮肤干重的 2%，而胶原纤维占皮肤干重的 90%。

人体皮肤中有两个腺体。一个是管体温调节、水分分泌和废物排出的汗腺。另一个是管皮脂分泌，令皮肤柔软、抑制细菌繁殖的皮脂腺。人的面部皮脂腺最为丰富，平均每平方厘米有 400～600 个。成年人每天能分泌 2 克皮脂。皮脂随着温度升高而增加，当皮肤温度上升 1℃时，皮脂分泌就增加 10%，当外界温度低于 28℃时，皮脂分泌几乎停止。

第一节　显微镜下的皮肤

皮肤之精密与复杂，大家已有一定的了解。但是如果将皮肤置于显微镜之下，那么你一定会赞叹，皮肤的微观世界真精彩。

一、密不透风的皮肤表皮层

皮肤的表皮层看起来毫不起眼，其厚度只有 0.1～0.3 毫米，如果放到显微镜下，那么你就会感到太不可思议了。它既复杂又精致，一层挨着一层，相互依赖又相互促进。表皮的家族"人丁兴旺"，它的最外层为角质层，接下来是透明层、颗粒层、棘细胞层和基底层。这一大家族是人体皮肤表皮的制造"工厂"（图 1-1）。

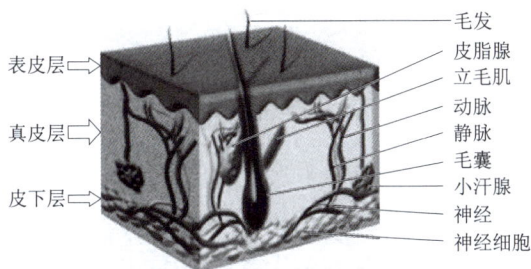

图 1-1　皮肤结构示意图

人体表皮细胞先从基底层繁殖分裂，然后在棘细胞层得到增殖，渐渐在颗粒层退化，在角质层形成保护膜，最后在皮肤最外层脱落，形成死亡细胞（俗称为死皮）。透过扫描电子显微镜观察皮肤表皮，可以看到皮肤表层的细胞层层叠叠，几乎密不透风。由于有了这层密不透风的天然屏障，人们才能赖以生存（图1-2）。

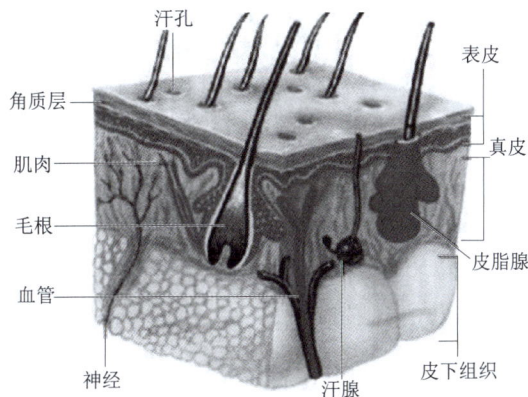

图 1-2　皮肤各层次示意图

1. 基底层——皮肤的生命之源

基底层位于表皮的最里层，与真皮相邻，相连之处为波浪状，是由众多基底细胞组成的。在显微镜下，可以发现基底细胞很特别，呈柱状，一个个垂直在基底膜上，而且细胞之间的排列十分整齐而有规律，形成犹如木栅的状态。

基底细胞的增生能力可能是最强的。当人的表皮破损时，这种细胞就会很快增生上浮到达表皮，并对破损的表皮进行修复，而且不会留下任何修复过的痕迹。此外，在正常情况下，基底细胞的增生每时每刻都在进行着，每天有 5%～10%的基底细胞进入分裂状态，经过半个月左右的时间产生新的基底细胞，并且以 10 个为一组，有序地、渐渐地、垂直状地向皮肤表层移动。一个基底细胞一般从生成到角化脱落，要经过 28 天的漫漫路程，因此，人们常说的皮肤细胞的新陈代谢一般需要 28 天就是这个道理。

基底细胞的分裂比例，是由人体中的表皮生长因子和表皮抑素双向控制的，从而形成健康而平衡的分裂周期。基底细胞分裂过快或过慢都有问题。过快了，基底细胞会疯长，分裂比例一旦超过 50%，就会产生银屑病等皮肤病。如果基底细胞的生长平衡完全失去控制，就会导致恶性肿瘤的产生。

在细胞基底层，如果稍加注意就会发现，在众多基底细胞之间有一种"面目狰狞"的黑色"家伙"那就是黑素细胞。黑素细胞貌似深海中的章鱼，占基底细胞的4%～10%，有2亿个左右。

将所有黑素细胞的重量相加，只有1克左右。虽然黑素细胞数量不多，但它却左右着人的肤色，因为这些黑色的"章鱼"能合成酪氨酸，在酪氨酸的作用下，黑素母细胞会将酪氨酸转变为黑素，并通过黑素细胞的树状突被输送出去，渐渐上浮到皮肤表层，使皮肤的肤色变黑，甚至出现色素斑。

说到细胞基底层，应该了解一下它的基底膜。在显微镜下，人们可以清楚地发现，在细胞基底层与真皮之间，有一层波浪状的组织，这就是皮下基底膜带，也就是基底膜。基底膜共有四层，即：基底细胞浆膜、透明层、基底板和含细胞的纤维层。基底膜是一个半渗透膜的结构，它可以防止大分子物质或各种微生物渗入真皮，另外，表皮没有血管，表皮所需的营养成分、抗体和白细胞则由真皮渗过基底膜到达表皮。同时，表皮新陈代谢的产物也是通过基底膜渗回到真皮中去的，然后通过汗腺排出体外。

由此可见，基底膜的作用绝不可小觑。但人们往往重视不够，加上美容上的误区，特别是经常想通过磨面术来达到美容，结果适得其反，磨面过深不仅达不到美容的目的，而且还会损伤基底膜。基底膜被损坏了，表皮内的黑素颗粒会通过破损的基底膜渗入真皮。而对真皮来说，黑素颗粒的到来是不可容忍的，于是吞噬黑素的细胞便会出动，逐步将黑素细胞吞噬掉。但是这一吞噬过程十分漫长，大约需要半年以上，甚至数年之久，并且会在皮肤上留下顽固的色素斑。

冷冻、激光、电灼、化学和物理的换肤术都会造成基底膜的损伤，这种损伤程度要远远超过磨面术。不过，当基底膜受损后，真皮的结缔组织就会加以修复，但是这种修复的结果是会在面部留下永久性的疤痕，造成毁容，后果是不堪设想的。

2. 棘细胞层——皮肤的抗压力层

通过显微镜，人们可以清楚地观察到，在细胞基底层的上部，有4～8层不规则的多角形细胞所组成的细胞层，由于细胞之间的相连处有许多短小棘状突起，互相之间联系十分紧密。因此，这层细胞层称为棘细胞层，不要小看这些平淡无奇、区区数层的有棘层细胞，它却是人的皮肤抵抗外界拉力和压力的最佳保护层。如果没有这层有棘状保护层，皮肤就会变得异常脆弱。

虽然棘细胞层只有薄薄的一层，但是在棘细胞层中还隐藏着神秘的朗格罕细胞。朗格罕细胞一般不为人所熟知。其实，在人体的皮肤细胞里，朗格罕细胞有着不可替代的预警作用，因此有人将它形象地比喻为"预警部队"。

朗格罕细胞生长在基底层，并分布在棘细胞层内，呈树枝状，占表皮细胞总数的4%左右。这种细胞有12个树状突，与棘细胞、基底细胞相接触。它的细胞膜表面有多种免疫标志，能及时识别外来细胞、衰老细胞、恶性肿瘤细胞。当它认为是外来异物后，就会把信息迅速传递给淋巴细胞，对外来细胞进行排斥围歼。这种防御功能称为免疫。免疫除了有防御功能外，还有自稳功能。

有的人用化妆品容易过敏，其实这是致病化妆品被朗格罕细胞识别后，被记忆性的淋巴细胞记录在案，当再次接触这种过敏体时，就会有瘙痒，最后出现炎症反应。试想如果没有朗格罕细胞的识别功能，外界的有害物质将畅通无阻地进入体内，那对人的伤害就太大了。

此外，棘细胞层的棘突之间是淋巴液流动和营养输送的通道，表皮所获得的营养，全靠有棘细胞层的输送。

3. 颗粒层——皮肤含碱量的调节层

如果将目光移向有棘层的上边，人们可在显微镜下清楚地发现，有 2～3 层的棱形细胞有序地排列着，这就是颗粒层。这种棱形细胞的胞质内含有许多大小不一、形态各异的嗜碱性颗粒，颗粒层由此而得名。颗粒层的棱形细胞对进入人体表皮的碱性物质有着调节平衡的作用，它能去除过多的碱含量，使皮肤处于弱酸性的良好状态，在皮肤中起到很好的保护作用。

4. 透明层——皮肤的优质防水层

在颗粒层的上边，有 2～3 层扁平无核嗜碱性的透明细胞，在这些细胞里含有一种能变成角质蛋白的角母蛋白，因此这层细胞被称为透明层。透明层的结构严密，具有防止水分及电解质通过的屏障作用，能有效地保护皮肤免受外来物质的侵蚀。透明层一般认为属于角质层的部分，主要集中在手掌和脚掌等部位。

5. 角质层——皮肤的天然保护层

角质层处于皮肤的最外层，是由 14 层含有角蛋白和角质脂肪的无核角化细胞所组成。这些细胞器共有三种特殊的材料组装而成：一是张力微丝，二是透明角质颗粒，三是被膜颗粒。这三种特殊的材料，好比是钢筋、水泥，将角质层的角质结构组合得格外耐压和耐磨，对水分及一些化学物质有着屏障的作用，可以有效地阻止体内液体的外渗和化学物质的内渗。此外，角质层细胞还具有反射光线及吸收波长为 200～290 纳米的紫外线的作用，能有效防止紫外线对皮肤的侵蚀，阻止皮肤过早地老化。

角质层的表面还有一层妙不可言的皮脂膜，这是一层由皮脂腺分泌出来的皮脂，其厚度为 7～10 微米。可别小瞧这层薄薄的皮脂，它可是皮肤健康的保护神。

皮脂膜之所以神奇，是因为它含有脂肪酸等酸性成分，pH 4.5～6.5。这种酸性成分是天然、上好的抑制细菌生长和其他微生物生长的抗生素，因而是天然高效的杀菌剂。

皮脂同时还是最优良、最适合人皮肤的护肤品，它的柔润度和亲和性，是皮肤延缓衰老、防止角质出现裂隙、阻止外界水分渗入皮肤的最理想、最上等的美容营养品。

众所周知，水是皮肤最好的柔软剂，健康的皮肤之所以柔软、滋润、光泽、富有弹性，水起着极其重要的作用。因为人的皮肤含水量一旦降到10%以下，皮肤就会变干燥、粗糙。如果缺水严重，皮肤甚至会变得干枯、脱屑和皲裂。那么皮肤中的水分是由什么

"容器"加以聚集的呢？原来，人的皮肤中有一种看不见、摸不着却客观存在着的天然调湿因子，这些调湿因子广泛分布在角质细胞层中间，占细胞总数的30%左右。这种天然的调湿因子是无法人工合成的，它具有自动调湿的功能。当环境湿度大的时候，皮肤中的调湿因子会自动降低吸湿性，阻止水分吸入皮肤。而当外界温度低的时候，它的吸湿性就像上了马达一样运转起来，并自动从空气中吸收水分，使皮肤保持滋润。随着研究的深入，科学家最后发现了天然调湿因子的组成成分，它主要是由氨基酸、乳酸盐、尿素、磷酸盐、镁、钠、钾、钙、氯化物、柠檬酸、葡糖胶、糖及有机酸组成的。因此，以上这些成分纷纷被引入到了美容化妆品的配方中去，在美容化妆品中形成皮肤补水系列，对那些皮肤调温功能较差的人有着辅助的皮肤保湿效果。

二、令人叹为观止的真皮层

真皮层位于表皮之下。真皮层又可分成两层：上层为乳头层，下层为网状层。真皮层是皮肤组织中结构最为复杂的一层。在高倍显微镜下，人们可以一览无遗地看到无数滚圆的脂肪细胞、纵横交错的微细血管、硕大无比的皮脂及纤细的皮脂管、神秘莫测的神经和触觉小体、缠绕成绒线球样的汗腺和汗管、竖井般的毛囊及能控制皮肤收缩的立毛肌。在真皮"世界"里，确实集中了皮肤组织中的几乎所有的"精英"。（图1-3）

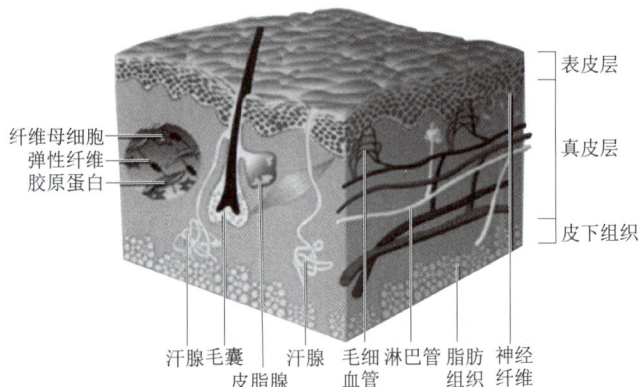

图 1-3　真皮层结构示意图

1. 乳头层皮肤细胞的营养"基地"

乳头层直接挨着表皮层的基底膜。在乳头层中有着许多含有弹性组织的细小圆锥状突出物，突出物的尖头部插向表皮层，这些突出物含有丰富的神经纤维末端和密密麻麻的毛细血管，医学上称为触觉小体。表皮层是没有血管的，因此表皮的生长和新陈代谢全依赖真皮层来获取。真皮层中的乳头层有极为丰富的毛细血管，这些毛细血管的管壁非常薄，并且具有良好的通透性。而表面细胞新陈代谢所需的营养如各种氨基酸、糖类等，会源源不断地从毛细血管的管壁中渗出来，被皮肤细胞所吸收。

因此，皮肤细胞的能量来源主要靠真皮乳头层中的毛细血管提供。也就是说，皮肤是否健康与真皮层所提供的营养息息相关。此外，真皮乳头层好比是一层能储水的"海绵"，正常皮肤中含有 62%～72%的水分，这些水分主要分布在真皮乳头层。因此，真皮也是人体内调节代谢的器官之一。当机体脱水时，它可提供水分的 5%～7%，以补充血液循环所丢失的水分。

2. 网状层——皮肤维持弹性的"大本营"

真皮的网状层虽然没有乳头层的功效显赫，但是网状层出现问题，皮肤将很快失去弹性，皮肤就会变得衰老。原来，网状层是由许多胶原纤维和弹性纤维交织成网的一种结构，其中胶原物质占到 80%，使网状层充满了弹性。随着人年龄的增长及由于日晒的原因，胶原纤维会变性及断裂，最直接的后果就是皮肤变得松弛并产生皱纹。

同时，网状层中的胶原可以使皮肤具有收缩、伸展性，增加皮肤力量的功能，为皮肤中的细胞、血管、淋巴管、神经及皮肤的附属器官起到了支撑作用。

3. 基质——皮肤的"蓄水库"

众所周知，真皮层主要是由胶原纤维和弹力纤维这两种结缔组织交织而成的。那么在这两种纤维束之间有没有其他物质呢？高倍显微镜的出现，终于揭开了这个谜底。原来，在这两种纤维束的间隙里，拥有多种不定形的物质，其中最为神秘的就是透明质酸。透明质酸是一种大分子的多糖，如果人体中缺乏透明质酸，双眼会感到干涩、关节活动不能自如，特别是皮肤会变得十分干燥。随着对透明质酸研究的深入，科学家发现皮肤更缺不了透明质酸。原来透明质酸具有极强的保水性，一个大个头的透明质酸，可以吸收本身重量 1000 倍的水分。透明质酸不仅可以吸收水，而且还可以固定水，阻止水在皮肤中的流动和挥发。透明质酸还能使皮肤细胞之间的一些蛋白质结合成含有大量水分的胶状物，并充盈于细胞之间的空间中，从而使皮肤变得柔韧细腻、富有弹性，最神奇的要数透明质酸对细胞的保护作用了。科学家发现，一些细胞的表层包裹着一层含有大量透明质酸的外壳，通常厚度为头发丝的 1%。就是这层透明质酸，发挥了屏障作用，使细胞免受自由基和病毒的破坏和侵袭。真皮层的细胞大致有噬色素细胞、肥大细胞、浆细胞、白细胞及组织细胞等。

4. 细胞间脂质皮肤的健康因子

有人说化妆护肤品可为皮肤提供营养的来源，其实这是个美丽的误区。皮肤的营养 99% 来自真皮层中的毛细血管，即一日三餐我们所摄入的营养，通过血液循环，从真皮层里的毛细动脉血管中渗透出来，被表皮基底层里的基底母细胞吸收。基底母细胞还吸收来自身体中的氧气、分裂子细胞，从而形成皮肤的新陈代谢。

但是令人不解的是，真皮层中的毛细血管并没有直接与基底母细胞相连，那么营养物质是如何被基底母细胞所接受的呢？原来靠的是肌肤组织中的组织液。这种黏质的组织液，其主要成分就是细胞间脂质。

因此，一个人的皮肤是否健康，往往是看细胞间脂质的数量是否足够多。大家可能注意到，婴儿及 18 岁以下少女的肌肤之所以如此娇嫩，这是与她们细胞分裂活跃，细胞间脂质含量非常之多分不开的。

成年以后，即使是女性，她们的皮肤代谢的周期不是人们认为的 28 天。主要是皮肤中细胞间脂质越来越少，细胞分裂速度减缓，从而影响了皮肤的微循环，导致表皮中的基底母细胞无法更好地吸收来自我们一日三餐摄入的营养、氧气，且排泄也不通畅，于是色斑、皱纹、老化等皮肤问题就会接踵而来。

因此，细胞间脂质是皮肤健康不可缺少的健康因子。

三、左右皮肤健康的皮下组织层

皮肤就是人们常说的皮下组织层。皮下组织位于真皮的下部，与真皮网状层相邻。皮下组织的结构既没有表皮层丰富，也没有真皮层复杂，它是由部分疏松结缔组织和大量脂肪小叶构成的，因此也称为皮下脂肪层。皮下组织层的功能比较单一，但却异常重要。一是减少体温流失的功能，因为脂肪有供给热量和保暖的功效，从而使机体处于一定的适宜的温度环境下。二是缓冲外来压力的功能，人体免不了会遭到外力的冲击和压力，而皮下组织层的大量脂肪犹如一层棉垫，使冲击和压力得到缓解，减少对人体内器官的伤害。因此，有人将皮下组织层比喻为一件穿在身上的既保暖又抗压的大皮袄，还是比较恰当的。虽然皮下组织层的结构没有表皮层和真皮层复杂，但是并不是等于不重要，特别是皮下组织中的血管、淋巴管、神经，往往左右着皮肤的功能和健康。（图 1-4）

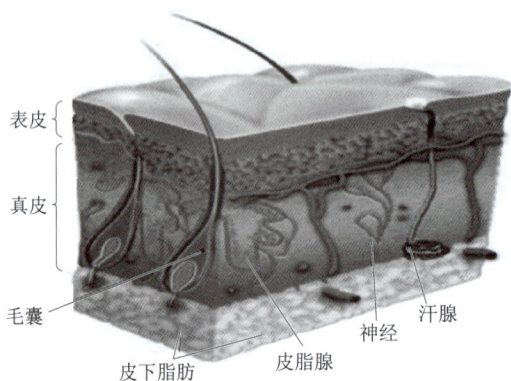

图 1-4　皮下组织层

皮肤的血管主要分布在真皮及皮下组织内，皮下组织内有较大的血管丛，真皮乳头层供应皮肤营养的微细血管，就是由皮下组织中的血管丛延伸出去的，而皮肤中的腺体、毛囊、神经及肌肉所需的血液，则是由皮下组织中的血管丛直接供应的。

皮肤中的淋巴管纵横交错，十分发达，这些淋巴管始于真皮乳头层的中下部交界处，淋巴液的流向是从真皮浅层到皮下组织的淋巴管，再经淋巴结到淋巴管，然后进入人的全身作大循环，因此人的皮下组织层中"居住"着淋巴组织，是皮肤中淋巴液通向全身的中转站。

皮肤中的神经系统与血管和淋巴管相比，可能重要性并不逊色。皮肤神经系统主要是由神经丛和神经分支系统组成的，一般与血管伴行。皮肤的神经主要有感觉神经和运动神经，通过它们和中枢神经系统联系起来，使皮肤产生各种感觉，如触觉、压觉、温觉、痛觉和痒的感觉。

四、功能各异的皮肤腺体

在显微镜下，皮肤中有许许多多的腺体和导管，那就是小汗腺、大汗腺和皮脂腺。

1. 小汗腺

在这些腺体中，小汗腺的数量最多，遍布除唇、龟头、阴唇之外的全身各个部位，特别以掌、跖、额、腋下为最多。通过显微镜很容易辨别出小汗腺来。小汗腺的腺体一般在皮下组织中，由单纯细胞呈管状排列，并盘绕成球状。小汗腺体与汗管相连穿过真皮，当进入表皮之后则变成螺旋状，汗管的开口在表皮。小汗腺会分泌出一种水样的物质，经汗管排出皮肤表面，就是通常所说的出汗。

2. 大汗腺

大汗腺在皮肤中的数量要比小汗腺少得多，它主要集中在人的腋窝、腹股沟、脐窝、乳晕、肛门和生殖器等处。与小汗腺相比，它也有腺体，也有导管，但导管的开口不在皮肤的表皮，而在皮脂腺开口的上方，开口于毛囊中，大汗腺所分泌的汗液最终通过毛囊的开口排出皮肤表皮。大汗腺的排泄受神经的支配，并且还受性激素的调节，青春期时分泌最为旺盛。大汗腺分泌出少量无菌无臭的乳状液体，但排出体外后经细菌分解会产生臭味。

3. 皮脂腺

人的皮肤之所以能保持滋润、光泽、富有弹性，皮脂腺功不可没，因而，人们有趣地将皮脂腺比作皮肤的"储油库"。

皮脂腺在人体皮肤中分布极为广泛，除了手掌和脚掌之外，几乎全身的皮肤上均能找到它的足迹，但尤以脸上皮肤的皮脂腺最为发达。在显微镜下可见皮脂腺由许多小囊组合而成。这些小囊就是皮脂的库区，而一根根连着小囊的皮脂管则好比是输油管，皮脂腺所产生的半流质状的油性物质，就是通过皮脂管，经毛囊开口排出表皮，在皮肤表层与汗液和乳酸混合在一起，形成一层皮脂膜。不要小看皮脂膜，它的作用可大了，它既能润滑皮肤，又能有效地锁住皮肤中的水分，不让其蒸发。由于皮脂膜一般呈弱酸状，因此皮肤表层细菌很难生存，这样就有效地保护了皮肤的健康。

第二节 皮肤的八大生理功能

一、皮肤的保护功能

皮肤是人体的第一道防线。由于皮肤的结构十分严密、紧致，因而对人体的所有器官有着很好的保护作用，犹如防止外来侵害的铜墙铁壁。

1. 应付机械性的刺激

皮肤表皮角质极为坚韧和致密，真皮中的胶原纤维和弹力纤维所编织的网状组织极具张力和弹性，此外，皮下组织层又有一层厚厚的脂肪起到软垫的作用。因此，人的皮肤足以应付一般的机械性刺激和冲击，使人体器官免受伤害。

2. 应付化学性物质的刺激

皮肤的角质层细胞排列十分紧密，且层层叠叠，再加上皮肤表层皮脂膜的屏障作用，一般的弱酸、弱碱的刺激，皮肤均能应付自如。

3. 应付紫外线的侵蚀

皮肤的角质层具有反射外来光及吸收波长较短的紫外线的作用。皮肤表层的黑素细胞则是紫外线进入皮肤的屏障，从而避免了皮肤细胞的损伤。因此，黑素细胞并非是坏东西，只不过影响人的美观而不受女性的欢迎罢了。

4. 应付微生物的侵入

皮肤的角质层十分奇妙，它既能吸收紫外线，又能阻挡细菌、病毒等微生物的侵入，原来皮肤表面一般偏酸性（pH 4.5～6.5），对细菌生长极为不利。此外，在脂肪酶作用下，皮脂中的三酰甘油被分解成游离脂肪酸，对皮肤表面的葡萄球菌、链球菌及白色念珠菌能起到一定的抑制作用。同时，皮肤表层角质不断脱落及汗液的分泌，可以将黏附在皮肤上的细菌清除掉。因此，在健康的皮肤上，微生物是很难生长繁殖的。至于想进入皮肤表层则更是难上加难。由此可见，皮肤的屏障作用十分明显。

此外，还有一点可能是人们不知道的，那就是人体是带电的，角质层以上呈酸性，颗粒层以下呈碱性。当酸碱平衡，也就是正负电子平衡时，会在角质层与颗粒层之间形成一层天然屏障，即电子阻碍层，起到一个屏障的作用，把外界的异物阻隔在角质层以外。

二、皮肤的知觉功能

皮肤有着极其敏锐的感觉功能，能将外界的各种刺激通过皮肤中含有的神经纤维和神经末梢，经神经传递给大脑，使人对热、冷、触、痛和压等刺激作出有意识或无意识的反应。因此，皮肤的感觉功能本身是皮肤的保护系统，从而可以避免皮肤机械、物理及化学性的损伤。皮肤感觉最敏锐的部位在手指、舌尖等处。

1. 皮肤的触觉和压觉

人的皮肤有着很敏感的触觉，特别是手指。这种触觉的感受器官就是触觉小体和神经末梢，这是一种传入神经的特殊结构。比触觉稍重一点，会引起皮肤变形的则称为压觉。压觉的感受器官则是环层小体，也是传入神经特殊的结构部分。

2. 皮肤的痛觉

人的痛觉不仅仅局限于皮肤上，肌肉、肌腱、关节、筋膜及内脏均会有痛觉。一般认为，痛觉主要是由于刺激神经末梢引起的，但还有另一种解释，认为痛觉主要是由于外界刺激、损伤了神经末梢周围的细胞并产生某种致痛物质引起的。

3. 皮肤的冷觉

人为什么会怕冷？为什么这种怕冷最直接的反应器官就是皮肤？因为皮肤中有许多克劳斯小体，这种小体是冷觉的感受器官。

4. 皮肤的热觉

皮肤对温度的变化相当敏感，而左右这种热觉的感受器官是卢非小体。卢非小体的分布不很均匀，尤以面部及下肢居多。

5. 皮肤的痒觉

当人的皮肤出现病变或有全身性疾病（如神经性皮炎、荨麻疹、湿疹、痤疮、肿瘤、糖尿病、肾功能不全等）时，或被昆虫叮咬时，均会出现不同程度的瘙痒。这种瘙痒是皮肤、黏膜的一种特殊感觉，这是皮肤表面痒点分布所致。

三、皮肤的吸收功能

皮肤的角质层被形容成密不透风的屏障，因而在人们的印象中，似乎任何物质均不能渗入皮肤的表皮。其实不然，尽管皮肤的角质层细胞层层叠叠，异常紧密，但毕竟还是有空隙的。据研究，角质细胞之间有着 50 纳米左右的间隙。根据皮肤的生理解剖特点，营养物质包括其他物质有三条通道可以进入皮肤，被皮肤所吸收。一是经毛囊皮脂孔和汗腺进入；二是通过角质细胞之间极其微小的间隙进入；三是直接穿过角质细胞膜而进入。皮肤没有自身主动、积极的吸收功能，对物质的吸收是微乎其微的。有科学家做过试验，将有关药物擦在表皮上，结果真正能到达皮肤真皮的只有 1%，也就是说，其中 99% 的药物仅在表皮上停留。营养物质同样也很难进入皮肤的表皮，皮肤所需要的营养物质，只有依靠皮肤的真皮层来获得，因为真皮组织分布着密密麻麻的毛细血管，这些毛细血管的管壁非常薄，并且具有一定的通透性。表层细胞生长所需的营养物质，就是这些毛细血管渗出来的氨基酸、糖类供应的。

当然，营养物质要通行无阻地进入角质层，也是可以做到的。科学家发明一种"角质松解剂"将其涂在皮肤表层，角质层便会变得疏松起来，角质细胞之间的间隙变大。因而，许多物质就可以顺利地进入皮肤表层了。但是，这种"角质松解剂"只能在药物上使用，如果在化妆品上使用，虽然营养物质能预期进入表皮，可是其他有害物质包括防腐剂、过敏原、细菌、病毒等也会有隙可乘进入表皮，那么就会导致皮肤过敏及慢性中毒，得不偿失。因而，皮肤层虽然具有吸收功能，但对于营养吸收来说，是微乎其微的，因此不要迷信化妆品给皮肤带来的营养。

四、皮肤的分泌排泄功能

人体犹如一部精密的大机器，在运转过程中会产生大量的毒素和废弃物。人体排泄毒素和废物的通道一般认为有两个：一是通过大便排泄，二是通过小便排泄。其实，人的排泄通道不仅是这两个，皮肤也是很重要的排泄通道。皮肤具有特殊的排泄功能。皮肤的排泄功能主要是由汗腺来执行的，当人体内的毒素超量之后，小汗腺就会将其收集起来，形成汗，并通过汗管排出体外。汗是无色透明的液体，其水分占到99%～99.5%，其余的0.5%～1%则是氯化钠、乳酸、尿素氮及少量的钾。特别是尿素的排出，可以减轻肾脏的压力。因此，皮肤的排毒功能功不可没。

五、皮肤的呼吸功能

众所周知，人一旦失去肺的呼吸功能，那么用不了多少时间就会窒息死亡。然而，大家可能没有想到的是，人的皮肤居然也有呼吸功能。同样，皮肤一旦失去呼吸功能，人的生命也会受到威胁，甚至死亡。古埃及有位富商，为显示自己的富有，把金粉涂抹在全身的皮肤上，结果因全身皮肤的呼吸通道被堵而窒息死亡，皮肤呼吸的重要性由此可见一斑。

肺部的呼吸是通过肺泡进行的，而皮肤的呼吸则是依靠皮肤角质层细胞的间隙进行的。角质层的物理性质相当稳定，它在皮肤表面形成了一个完整的半通透膜，氧气和二氧化碳可以借助这种半通透膜，进出皮肤表层。据测定，无论是活的还是死的角质细胞，均有半通透性，它们遵循菲克定律，即在低浓度时，单位时间、单位面积内物质的通透率与其浓度成正比。正常的皮肤，它的氧气吸收和二氧化碳的呼出量约为肺部呼吸量的1%。虽然皮肤所占的呼吸量不大，但千万不能小视，如果皮肤呼吸的通道被堵，那么，皮肤就会缺氧，变得灰暗无光泽、干燥而又缺乏弹性，使皮肤处于亚健康状态，加速皮肤的衰老。因此，让皮肤呼吸起来，对人的皮肤和健康来说至关重要。

六、皮肤的代谢功能

皮肤是人体中的最大的一个器官。既然是器官，那么必然会参与全身物质的代谢，其中包括水、电解质、蛋白质、糖类、脂肪等在机体内的新陈代谢。

就拿人体最必需的水分来说，正常的皮肤中含有62%～72%的水分，这些水分大部分蓄积于真皮的乳头层中。皮肤中的水分除了供应皮肤自身的需求之外，它还起到调节全身水代谢的作用，当机体脱水的时候，皮肤可提供5%～7%的水分，以补充血液循环的水分。

皮肤也是合成维生素D的主要场所，能调节机体内钙、磷的代谢。皮肤也是黑素代谢的场所，黑素小体的数目、大小、形状、分布和降解方式的不同，决定了种族及不同部位的皮肤色泽的差异。

七、皮肤的体温调节功能

人是一种奇妙的"恒温器"，无论是严寒，还是酷暑，体温始终维持在37℃左右。如果论记功劳的话，那么皮肤自然功不可没。原来有了皮肤的调节，才造就了人体的恒温。当自然气温下降的时候，人的交感神经功能得到加强，皮肤的毛细血管就会自动收缩，此时血液流量减少，同时，皮肤中的立毛肌开始收缩，排出皮脂并且均匀地覆盖在皮肤表面，从而阻止热量的流失，防止体温降低。而外界温度升高后，交感神经功能降低，毛细血管扩张，血流量明显增多，流速明显增加，汗腺功能也顿时活跃起来，导致水分蒸发增多，促使人体体温降下来，从而避免因体温过高带来的伤害。因而，皮肤被称为不可多得的"恒温器"是有一定道理的。

八、皮肤的免疫功能

自然界有相当多的物质和微生物对人的健康是有害的，人之所以每时每刻能抵挡住这些物质和微生物的侵蚀，这是与皮肤的免疫功能有着直接关系的。在人的皮肤中有一条看不见的隐形战线，其中郎格罕细胞就是这条看不见战线中的"预警部队"。郎格罕细胞生长在基底层，少量分布在棘细胞层内，外形呈树枝状，总数占表皮细胞的 4%左右。这种细胞有 12 个树状突与棘细胞、基底细胞相接触。

在这种细胞的表面有许多奇特的免疫标志，能及时识别外来细胞、衰老细胞、恶性肿瘤细胞。当它认为是外来异物后，就会将信息迅速传递给淋巴细胞，对这些外来异物进行围堵。这种自动防御功能被称为免疫。正因为在人的皮肤中有这样的免疫功能，所以有害物质很难通行无阻地进入人的身体，对人造成意外的伤害。

第三节　皮肤的四种类型

在人体的表皮上有一层神秘的皮脂膜，有了这层皮脂膜，皮肤中的水分就不会过快被蒸发掉，角质层就会比较柔软，皮肤就不会干裂，细菌也会受到一定的抑制。皮脂膜的主要成分皮脂是由皮脂腺分泌的，当皮脂腺分泌的皮脂达到一定量，并在皮肤表层形成一定厚度的时候，皮脂腺就会减少和停止皮脂的分泌。当人体的皮脂被人为地洗去之后，皮脂腺又会迅速分泌皮脂加以补充，直至达到饱和量为止。由于皮脂腺分泌的皮脂量会因季节、营养和人的年龄不同而不同，因此，每个人分泌的皮脂量是不尽相同的。皮脂分泌的多少，决定了人的皮肤类型。根据皮脂分泌的多少，皮肤可分成干性、油性、中性及混合性四种类型。

一、极易衰老的干性皮肤

干性皮肤一般肤质细腻、表皮较薄、毛孔小而不明显、皮脂腺的分泌少而均匀，是一种皮脂腺或汗腺分泌不足的皮肤。这种皮肤表皮很干燥，缺乏润泽感。其优点是肤色洁白而美观。由于皮肤没有过多的油腻，不会长痤疮，因此极易化妆，而且妆容的附着力强。

这种皮肤最致命的缺点是，经不起风吹日晒，连情绪波动、环境变迁都会引起皮肤

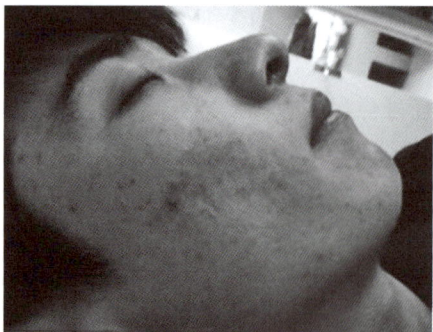

图 1-5 干性皮肤面部示意图

的不适。如果长时间经受寒风烈日或在空气干燥的环境中和空调环境下工作，干性皮肤的伤害是很大的，皮肤会出现严重缺水的情况（图 1-5）。因此，干性皮肤特别容易缺水，也特别容易衰老。所以干性皮肤的保养很重要，干性皮肤护肤的重点应放在补充水分和油脂上。切忌使用过热的水和碱性过强、去脂力很强的肥皂、香皂、洗面奶洗脸，否则对这种皮肤来说是雪上加霜，更加容易衰老。

二、易生痤疮的油性皮肤

对于大多数女性来说，油性皮肤是她们最讨厌的皮肤类型，这种皮肤不仅毛孔粗大、皮肤粗厚，而且油脂分泌特别旺盛，面部的皮肤终年油光光的，怎么洗也洗不干净。油性皮肤最大的问题就在于容易长痤疮，因为皮肤上的油脂特别容易沾染上灰尘及脏物。由于这些脏物与油脂特别容易混合在一起，导致毛孔堵塞，使得痤疮杆菌大量繁殖而引起粉刺、痤疮的出现（图 1-6）。由于油性皮肤整天油光光的，因此化妆时极易脱妆。但是，这种皮肤也有其优点：一是较能抵御外界的刺激，很少有过敏现象；二是不易老化，面部皱纹出现较其他类型皮肤晚，因此显得年轻；三是随着年龄的增加、油脂分泌的减少，有些油性皮肤还会转化为理想的中性皮肤。油性皮肤的保养重点就应在去油上，每天勤洗脸，夏季油脂分泌特别旺盛时，最好能洗脸 4～6次，这样可以防止灰尘和油脂堵塞毛孔，避免痤疮

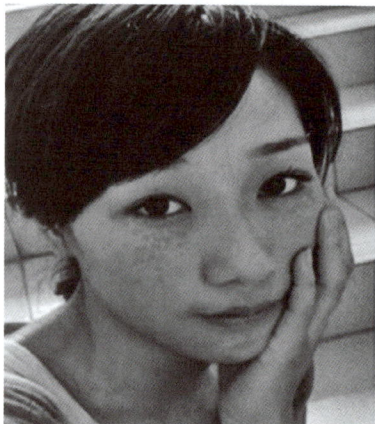

图 1-6 油性皮肤面部示意图

的发生。洗脸水的水温应略高于体温，最好在 40℃左右，这样容易去油。此外，应使用去油脂和去污能力较强的中性或偏碱性的洗面奶或香皂，否则这样的皮肤特别容易长痤疮。

三、令人左右为难的混合性皮肤

有的女性，特别是女青年，脸上的皮肤肤质相当奇怪，你说它是干性皮肤吧，但是脸上有些部位会冒油长痘痘；你说它是油性皮肤吧，但有的部位的皮肤又干又紧。这些女性常常为皮肤问题左右为难。其实这是一种混合性皮肤，在青春期的女青年中尤为多见。混合性皮肤往往两种肤质的皮肤同时存在，通常为油性和中性皮肤、油性和干性皮肤的组合。一般前额、鼻翼处，即 T 字部位呈油性皮肤，毛孔粗大、油脂分泌较多，甚至会长出痘痘来，而其余部位则呈现出中性和干性皮肤的特征来。

混合性皮肤的保养重点是，分区保养和护理，虽然这样的护理保养比较麻烦，但必须认真地做好、做到位，否则面部皮肤会加剧干性和油性的两极分化，干性的部位衰老加快，而油性的部位则毛孔粗大，出现座疮。这样的皮肤自然既难看又麻烦。

四、天生丽质的中性皮肤

在四种皮肤类型中，最理想的皮肤自然要数中性皮肤。这种皮肤白里透红、光洁细腻、不油不干、红润细嫩且富有弹性，应该说这种皮肤是典型的天生丽质。中性皮肤最大的特点是皮肤上的水分和油脂的分泌比例恰到好处，既不干燥，也不油腻，既不会脱皮，也不容易长痘，特别是对外界的刺激有一定的抵抗能力，而且不太会过敏。但这样理想的皮肤在成年人中较为少见，多见于青春发育期以前的儿童和少年。原因就在于中性皮肤会随着年龄的增长、季节的变化而变化。中性皮肤的保养，要维持原来皮肤的平衡，不要刻意去增添护理的手段，因为过多地使用洗面奶洗脸、过勤地做面膜护理，都有可能使较理想的皮脂膜遭到破坏，使原本理想的皮肤受损。

第四节　皮肤的六大顽敌

皮肤之所以是人体所有器官中最容易衰老及最先衰老的器官，原因就在于皮肤处于人体的最表面，最容易受到自然环境的影响。此外，不良的生活习惯也会加快人体皮肤的衰老。因而，只有掌握皮肤衰老的规律，科学地做好防范工作，便可以延缓皮肤衰老。

一、皮肤的头号杀手——紫外线

人们常说万物生长靠太阳，人们健康生长同样离不开太阳。然而阳光对于人的皮肤来说并非是多多益善的，在某种意义上来说，阳光是皮肤衰老的催化剂，是皮肤的头号杀手。原来阳光中有着一种肉眼看不见的光线，那就是紫外线。紫外线一共有"三兄弟"长波紫外线、中波紫外线和短波紫外线（UVA，UVB 和 UVC）。

UVA 的波长为 320～400 纳米。UVA 的穿透力极强，能穿透人的真皮层，虽然对皮肤的破坏作用缓慢，但却十分持久，并在皮肤的底层潜伏起来。因此，预防 UVA 的侵蚀应从孩提时开始，皮肤的衰老往往与早期的紫外线侵蚀是成正比的。UVA 对皮肤的损伤是从皮肤的免疫系统开始的，从而损害皮肤的弹性蛋白，使皮肤的角质层加厚，表皮粗糙不堪，真皮弹力纤维断裂，皮下脂肪萎缩，皱纹和黑斑相继出现。UVA 对皮肤的最大伤害，恐怕就是损伤皮肤细胞的遗传基因了，它会引起皮肤细胞 DNA 的突变，并转变为癌症。

UVB 的射线波长比 UVA 稍短，为 280～320 纳米。它对皮肤的伤害主要是停留在皮肤的表层，当皮肤被 UVB 灼伤后，轻的可导致皮肤红肿、疼痛，重的会产生水泡和脱皮。虽然 UVB 不会伤及人的真皮层，但同样也会引起皮肤细胞 DNA 的突变，导致皮肤癌变。与 UVA 相比，UVB 对皮肤的伤害来得更直接，因而大部分美容防晒品是以预防 UVB 为主的。

紫外线射线波长为 200～280 纳米的是 UVC，这种射线仅能波及角质层，因为 UVC 绝大部分已被地球大气层所阻留，不仅不会对人体皮肤造成危害，而且还有一定的杀菌作用。

二、自由基——皮肤衰老的根源

人体皮肤的衰老是一个相当复杂而又渐进的过程，会有许多因素参与其中。皮肤的老化是有两个并行的而且时而交叉的过程，这就是自然老化和光老化。光老化即是紫外线照射引起的老化，而自然老化其中很大的原因是由自由基造成的。自由基又称游离基，是指带有不配对电子的分子、原子和基团，由于电子只有成对存在时才能稳定，自由基为了自己的稳定，只能从别的物质上去寻找目标，俘获别的电子，当一个自由基从别的分子那里抢夺到一个电子之后，就会分裂出另一个自由基，从而引起一系列的破坏连锁反应。自由基获取其他电子的速度之快，可以用光速来计算，它们之间的化学反应仅需百万分之几秒。由于自由基的破坏，使皮肤中保湿的关键物质透明质酸降解、胶原纤维形成交联和弹性纤维降解，最终导致器官组织细胞的破坏和减少，皮肤细胞的免疫能力就会迅速下降，最后导致皮肤衰老和病变。而辐射产生的自由基则对人的皮肤危害更大，它会活化致癌物，引发皮肤癌。因而，自由基虽然看不见、摸不着，但它对人的皮肤所构成的威胁不亚于紫外线。

三、令皮肤"头痛"的环境污染

在人们的印象中，环境污染对人的健康影响很大，但对皮肤危害不大。其实不然。专家认为，工业废气、汽车尾气、空气中看得见或看不见的灰尘，都会给皮肤带来直接的影响，最后导致皮肤的老化。环境污染严重，那么会给暴露在外的皮肤蒙上一层污垢。这些污垢会直接堵塞皮肤的毛孔，从而影响了皮肤的排泄和呼吸，皮肤中的毒素一旦排不出去，二氧化碳呼不出去，毒素就会滞留在皮肤中，而氧气便无法进入皮肤中去，使皮肤的新陈代谢明显下降，最后造成皮肤营养缺乏，水分减少，皮肤呈干燥、失水的状态，皱纹就会不请自到，皮肤衰老也仅仅是时间问题了。

环境的污染还包括各种电器的辐射，如电视和电脑显示器，均会产生辐射和静电反应。辐射不仅有电磁波，而且还包含紫外线，它们不仅会导致皮肤干燥缺水，而且还会加速皮肤老化。静电反应会使各种带电的粒子黏附在皮肤上，对皮肤极为有害，会加速皮肤的衰老。因此，远离污染的环境，是预防皮肤衰老的主要方法之一。

四、不要低估乙醇（酒精）对皮肤的伤害

人们对乙醇（酒精）所产生的皮肤伤害并未引起足够的重视，其实乙醇对皮肤的衰

老起着加速的作用。大凡经常使用含乙醇化妆品的人，皮肤一般都比较干燥，而且容易脱屑，这本身反映出乙醇已对皮肤构成了伤害。

乙醇是很强力的溶剂和消毒剂，并且有着很好的收敛作用，因此很多化学成分需要用乙醇来溶解，特别是有些爽肤水，乙醇的含量相当高，有的爽肤水甚至能点出小火苗来。而乙醇虽然有收敛作用，但是它的挥发性也很强，在挥发的过程中会将皮肤中的水分带走，使皮肤变干起皱。同时，乙醇还会溶解皮肤里的蛋白质，破坏皮肤细胞的新陈代谢，从而加速皮肤的老化。

人接触乙醇的渠道还有饮酒过量造成的乙醇中毒。乙醇进入血液之后会引起毛细血管扩张，并过多消耗人体内的维生素 B_1，增加皮肤疲劳，引起衰老。乙醇摄入过量还会导致酒糟鼻的产生，这种皮肤状态也是皮肤衰老的一种现象。

五、抽烟对皮肤有百害而无一利

吸烟会导致癌症的发生，吸烟使人患心脏病的概率增加 25% 以上，吸烟还会使妇女肥胖。吸烟危害之多，可能大家略有所知。但是，吸烟会导致皮肤过早衰老这一道理，知道的人并不多。

吸烟为什么会导致人的皮肤早衰呢？原来，一个人如吸一支烟，就会使人体内的维生素 C 损失 25 毫克。而维生素 C 不仅是皮肤的美白剂，而且还是皮肤中弹性蛋白的维持剂。人体内维生素 C 减少了，皮肤就会失去应有的弹性并显得衰老，这也就是一般烟民皮肤不仅皱而且灰暗的原因所在。英国的科学家曾对 50 对双胞胎进行深入的观察，每对双胞胎中有一人吸烟，另一人是不吸烟的。结果发现，抽烟者的皮肤比不抽烟者平均薄 25%，少数的高达 40%。专家认为，皮肤变薄了就会十分脆弱，很容易产生皱纹。这一试验说明吸烟对皮肤有损害作用。

香烟中还含有大量的尼古丁，造成人的皮肤衰老。尼古丁能使血管收缩、管腔变窄、血流减少，使正常皮肤的结缔组织松弛，小皱纹变成大皱纹。因此，要想减缓皮肤的衰老，严禁吸烟是根本之策。

六、压力也会导致皮肤加速衰老

在充满了竞争的社会中，无论获得成功，还是遭受失败，人人都要承受压力。问题是面对压力要积极排解，而不要加重这种压力。一旦精神压力加剧，往往会导致人的精神崩溃、健康受损，其中包括皮肤的加速衰老。因为精神压力会刺激激素的活动，并促进皮脂腺和汗腺的活动，造成皮脂分泌增加和出汗过多，影响皮肤的健康。压力在中医学中称为情志失常。情志过激或情志不畅，都会使人体脏腑功能失调，加速衰老。如果导致肝失疏泄、气滞血瘀，那么皮肤失去濡养，会变得晦暗无光。如果导致脾失健运、气血生化失调，那么皮肤就会失去润泽，使弹性减弱，并且出现皱纹。因此，精神压力不仅会导致人的精神崩溃，而且还会导致人的皮肤衰老，应该引起人们的重视。

第五节　皮肤健康的七大因素

怎样的皮肤才能算得上健康，在这个问题上中医和现代医学有两种表达方式。

中医认为，健康的皮肤应该是柔润细腻、肌肉坚满、玄府宣通、腠理致密、毛发润泽、爪甲光滑坚硬。玄府，又称气门、鬼门和元府，指的是汗空，即汗孔，近似现代医学的大小汗腺和皮脂腺。腠理，在中医中泛指皮肤、肌肉和脏腑的纹理，肌膜则专指肌肉的纹理。

现代医学认为，健康的皮肤应有以下一些特征：

● 皮肤纹理纤细，表面光滑，感觉柔软。

● 微小循环良好，皮肤透明，富有张力及弹性。

● 适量地分泌汗水与皮脂，正常的中和能力，皮肤表面滋润、柔和。

● 黑素代谢顺利、角质化正常。

● 皮肤洁净。

众所周知，润泽、细腻、白皙的皮肤是健康美丽的象征。然而，要让皮肤长期做到完美无瑕并非易事。因为人体内部和外部的各种因素都会引起种种皮肤问题，其中包括人的精神状况、生活环境、饮食的选择、内脏功能的正常与否及皮肤的清洁状态。

一、精神因素

精神状态不佳也会影响皮肤的健康，很多人可能并不以为然。其实这是千真万确的，因为如果一个人不注意精神养生、情绪不稳定，常常会出现躁怒、恐惧、焦急、痛苦、惊慌、嫉妒等不稳定的心理状态。而这些心理状态会引起神经和体液的调节紊乱，使交感神经过于兴奋、小血管收缩、毛细血管变脆、心率加快、呼吸变得急促、皮肤温度下降、面色苍白。如果长期在这种情绪支配下，精神会长期处于压抑之中，导致心肺功能受损，血液循环出现障碍，皮肤很难得到充分的血液供应。造成皮肤营养吸收减少，最后引起皮肤细胞更新变慢、皮肤老化加速、皱纹增多、面容越发憔悴。只要看一看周围的人群，精神压力大的人，皮肤一般会比正常人苍老得多。因此，精神状况的安定与否，往往直接左右着人的皮肤健康。

二、环境因素

众所周知，健康的皮肤，一定要有一个良好的生活环境。试想一下，在一个污染十分严重、噪声四起的环境中，皮肤能保持健康吗？显然这是不可能的。

在环境因素中，对皮肤健康构成威胁最大的自然是阳光中的紫外线。人们常说万物生长靠太阳，但阳光是把双刃剑，阳光中的紫外线会使人体皮肤干燥脱水，形成黑斑，产生皱纹。长年在农田中劳作的农民，皮肤之所以干燥、黝黑、粗糙，就是紫外线侵蚀的结果。紫外线的侵蚀不仅会加速皮肤的老化，而且当紫外线透入皮肤内部后，还会损害表皮毛细血管，降低皮肤结缔组织的弹性，使皮肤加速老化、变皱，严重的还会引起皮肤癌变。因此，在皮肤护理中，通常会把防紫外线的侵蚀放在很重要的位置。

此外，环境污染对皮肤健康的威胁也是很大的。因为空气中的大量废气和粉尘会与皮肤的分泌物结合，造成毛孔堵塞、皮肤老化、生成粉刺等一系列影响皮肤健康的问题。现在，人们的生活条件改善了，寒冷季节和酷暑均会使用空调，而空调对皮肤健康的损害更是有目共睹。因为，在空调环境中，空气会变得十分干燥，长期在干燥的环境中，皮肤中的水分会被带走，会使整张脸变得像干柴一样，又干又皱，不仅变得暗淡无光，而且还会使皮肤失去弹性。因此，要想皮肤长久健康，无论如何要创造一个好的生活环境，避免受到不良的刺激，而引发各类皮肤美容问题。

三、饮食因素

皮肤的营养主要来源于饮食，有人说健康的皮肤是吃出来的，此话十分正确。不过"吃"十分有讲究，从营养学的角度去审视，食物的摄入应均衡，多吃碱性食物，少吃酸性食物。鱼、肉、禽、蛋等均是酸性食物，如过多摄入会使人的体液和血液中的乳酸、尿酸含量增高，出现"酸"化现象。当这些酸性物质不能及时排出体外时，就会侵蚀敏感的表皮细胞，使皮肤不再细腻和失去弹性，变得粗糙起来，并出现鳞屑、面疮等。而水果、蔬菜等碱性食物进入人体后，会中和血液和体液中的酸性，使血液和体液处于弱碱环境，而弱碱状态下的血液和体液有助于皮肤细胞的新陈代谢，使皮肤处于最佳的状态中。

四、内脏因素

皮肤是内脏的一面镜子，皮肤出现问题是表象，而真正的根源在内脏。因为人体是一个有机的整体，内脏与皮肤是相通的，当内脏出现功能性障碍，必然会从皮肤上反映出来。以肺为例，中医认为肺主皮毛，也就是说当肺阴不足或肺热过盛时，会迅速在皮肤上反映出来，如皮肤干燥、毛孔粗大、皮肤过敏、出现皮疹等；以脾为例，中医认为脾主运化，即人体所需的一切营养均需通过脾的生化和疏布，运到全身，包括皮肤。一旦脾出现功能障碍，皮肤就会出现营养缺乏，而变得暗淡无光，像一个黄脸婆一样；再以肝为例，肝主疏泄，能调气机，促进血液循环。如肝失疏泄，必然会引起肝气郁结，那么人就会情志不舒、心情郁闷，时间一久就会导致脸部皱纹的出现。另外，肝失疏泄，会引起血液循环不好，导致血瘀于面，使色斑在脸部聚集，形成难以祛除的肝斑。综上所述，可见保护内脏及其他生理功能的正常，对皮肤的健康是多么的重要。

五、清洁因素

人的皮肤清洁与否，对皮肤健康的影响同样非常大。因为人的皮肤上除了有从人体内部排泄出来的废物之外，还会人为地把一些毒素强加在皮肤上，导致皮肤肮脏不堪，使皮肤的健康每况愈下。这些人为的毒素主要有普遍使用防腐剂、乳化剂、杀菌剂及矿物油等添加剂的护肤品及美化皮肤的彩妆残存物。以矿物油为例，当含有矿物油的护肤品被涂在皮肤上后，不仅会堵塞毛孔，而且还会在紫外线的作用下发生化学反应，使皮肤产生黑斑。此外，一些彩妆和护肤品中不少还含有汞和铅的成分，这些有害成分虽然会在短期内可使皮肤变得白皙起来，但代价是惨重的。在这些有害物质的侵蚀下，皮肤表皮细胞会受到损伤，变得敏感起来，有的还会出现炎症和色斑。

六、激素因素

婀娜丰腴的身体、润泽白皙的肌肤、神采飞扬的神志，无不透视出一个完美女性的形象。然而这种形象的出现往往与女性体内雌激素息息相关，可以这么说，雌激素主宰着女性的一生，其中尤其是肌肤。

然而，女性体内的雌激素分泌是周期性的，有高潮，也有低潮。这种周期性主要体现在两个方面，一是女性的月经期，二是女性的生理周期。

月经周期是每个女性避之不及，但又不得不面对的生理磨难。在月经周期内，女性体内的雌激素处于最低水平，而雄激素开始激增，导致子宫内膜坏死、脱落而出血。在这个阶段，人的情绪相对低落、情感脆弱。在生理和心理的双重压力下，皮肤首当其冲，会出现干涩、灰暗、粗糙、油腻、长痘、敏感的变化。直至经期结束，雌激素恢复正常的分泌，皮肤才会变得白皙、纤细、嫩滑起来，皮脂的分泌也得到了抑制。

女性大约每七年有一次周期性的变换，这种生理性的变换称为女性的生理周期。而这种周期性的变换，往往对皮肤的影响最大，原因也与女性体内雌激素分泌有关。

当女孩到了 12～13 岁时，卵巢开始发育，雌激素渐渐开始分泌，女性的第二性征慢慢形成。在这以后的 7 年时间内，也就是说到 20 岁左右时，女孩体内的雌激素分泌占有主导的地位，这时女性的皮肤达到了最优期，具体表现为皮肤呈白皙透明状、纹理细腻、表皮光滑、感觉柔软、富有弹性及张力。

女性的第二个生理周期，是 7 年之后的 30 岁左右，恰逢女性结婚、生育的周期。这一时期，雌激素分泌开始减少，皮肤渐渐失去了光泽和弹性。特别是怀孕之后，由于激素的原因，黑素特别容易滋长，并开始在皮肤中沉积，形成黑素斑，给人十分憔悴的感觉。如在分娩后加强对皮肤的护理，这些皮肤问题是完全可以逆转的。

转眼又过了 7 年，人已接近 40 岁。这一阶段对于女性来说是道坎，激素的分泌已失去了平衡，雌激素明显减少，皮肤最易脱水并出现明显的松弛，皱纹也明显增多，皮肤变得又灰又暗，各种问题性皮肤接踵而来，皮肤已彻底老化。在这一阶段如能加强对皮肤的护理，皮肤的老化完全可以延缓。

接下来的 7 年,女性便进入了更年期,雌激素的分泌已不足以维持女性生理的需要,皮肤将变得更为糟糕,此刻皮肤的老化已不可逆转。

七、自主神经因素

自主神经可分为交感神经和副交感神经两部分,它们共同支配内脏器官,而作用的结果却是相互拮抗。

交感神经的亢奋往往是与人的神经紧张、过于专心有关,如愤怒、伤心、不满、消沉、自卑,都会引起交感神经的亢奋。交感神经一旦受到刺激会引起腹腔内脏及皮肤末梢血管收缩、心搏加强和过速、血压升高、新陈代谢亢进、瞳孔散大。交感神经对皮肤的影响就更大了,会刺激雄激素的活化(分泌),导致皮脂过度分泌、皮肤表面粗糙、肤色变得暗淡无光。因此,多愁善感的人、情绪急躁的人、没有幸福感的人,皮肤大都存有不少问题。

副交感神经的作用与交感神经恰恰相反,它能保持身体在安静状态下的生理平衡,其作用有三个方面:一是能增进胃肠的活动、消化腺的分泌、促进大小便的排出;二是促进肝糖原的生成,以保证能量的储备;三是减慢心跳、降低血压、阻止支气管扩张、协助生殖活动,使生殖血管扩张、性器官分泌液增加。副交感神经对女性皮肤的养护有着最为直接的关系,副交感神经可刺激雌激素活化(分泌),抑制皮脂的过多分泌,使皮肤组织变得十分纤细,表皮变得光滑细腻、白皙。人在心情十分松懈时副交感神经易受到刺激。因此感谢、喜悦、高兴、安心、开朗、率真、和睦、幸福、友善等均能激发副交感神经。现实生活中,这类女性的皮肤一般均十分理想,往往胜过美容化妆品的呵护。

第六节　面部神经与血管的解剖知识

一、面神经

面神经为混合神经,主要含有 4 种纤维成分:①躯体运动纤维,起自脑桥的面神经核,主要支配面肌;②内脏运动纤维(副交感),起自脑桥的上泌涎核,支配泪腺、下颌下腺和舌下腺等分泌;③内脏感觉纤维(味觉),分布于舌前 2/3 味蕾,传导味觉;④躯体感觉纤维,传导耳部皮肤的躯体感觉和面肌的本体感觉。

面神经自延髓脑桥沟外侧部出入脑后,经内耳门入内耳道,穿过内耳道底进入面神经管再由茎乳孔出颅腔,向前穿经腮腺达面部,在面神经管的起始部,有膨大的膝神经节,是感觉神经元的胞体所在处。

1. 在面神经管内的分支

(1)鼓索:在面神经出茎乳孔前约 6mm 处发出,行向前上进入鼓室,然后,穿岩鼓裂出鼓室，至颞下窝，行向前下并入舌神经。鼓索含有两种纤维：味觉纤维，随舌神经分布于舌前 2/3 的味蕾，司味觉；副交感纤维进入下颌神经节，在节内交换分布于下颌下腺和舌下腺，支配腺体分泌。

（2）岩大神经：含有副交感性的分泌纤维，自膝神经节处分出，出岩大神经管裂孔前行，与来自颈内动脉交感丛的岩深神经合成翼管神经，穿翼管至翼腭窝，进入翼腭神经节；副交感纤维在节内交换神经元后，支配泪腺、腭及鼻腔黏膜的腺体分泌。

（3）镫骨肌神经：支配镫骨肌。

2. 在颅外的分支

面神经出茎乳孔后其主干进入腮腺实质，在腺内分支相互交织组成腮腺丛，该丛于腮腺前缘处呈辐射状发出下列 5 支，支配面肌。①颞支经腮腺上缘，斜越颧弓，支配额肌和眼轮匝肌上部。②颧支由腮腺前端穿出，至眼轮匝肌、颧肌。③颊支出腮腺前缘，至颊肌、口轮匝肌及其他口周围肌。④下颌缘支从腮腺下端穿出后，行于颈阔肌深面，越过面动、静脉的浅面，沿下颌下缘向前，至下唇诸肌及颊肌。⑤颈支由腮腺下端穿出，在下颌角附近至颈部，在颈阔肌深面向前下，支配该肌。

面神经在颅外的行程中因穿经腮腺而分为三段。

第一段是面神经干从茎乳孔穿出至进入腮腺以前的一段适位于乳突与外耳道之间的切迹内。此段长 1.0～1.5cm，向前经过茎突根部的浅面，此段虽被腮腺所遮盖，但尚未进入腮腺实质内，故显露面神经主干可在此处进行。

第二段为腮腺内段。面神经主干于腮腺后内侧面进入腮腺，在腮腺内通常分为上颞面、下颈面两干，再发出分支彼此交织成丛，最后形成颞、颧、颊、下颌缘、颈五组分支。

面神经位于颈外动脉和下颌后静脉的浅面。正常情况下面神经外膜与腮腺组织容易分离，但在病变时，二者常紧密粘连，术中分离较为困难。腮腺肿瘤可压迫面神经引起面瘫。

第三段为面神经穿出腮腺以后的部分。面神经的五组分支分别由腮腺浅部的上缘、前缘和下端，穿出呈扇形分布至各相应区域支配面肌。

随着医疗水平的发展，面部微小手术开展的越来越多，随之而来的，面部手术最常见的后遗症——面神经损伤的发生也越来越多，面部严重外伤、先天性面瘫、腮腺手术及下颌关节手术都有损伤面神经的潜在可能，而对于主要针对正常人群以改善容貌为目的的面部除皱术，面神经损伤则是非常严重的并发症，而临床上时有发生，面神经损伤不仅给病人带来生活上不便，更为严重的是造成极大的精神创伤，面神经损伤的原因很多，局麻注射损伤、过度牵拉甚至直接切断等，但其根本原因是外科医师对面神经的解剖学认识不足。

面神经损伤最常见的是周围性损伤，可发生在内耳道、面神经管和腮腺区等处，面神经主干在膝神经节近侧损伤后，由于伤侧面肌瘫痪，表现为额纹消失、不能皱、不能闭眼、鼻唇沟平坦、口角偏向健侧和角膜反射消失等。同时还有舌前 2/3 味觉丧失、泪腺和唾液腺分泌障碍及听觉过敏等症，面神经在面神经管内损伤或在管外损伤时，所出现的症状不同，如在面神经管外损伤时，只出现面肌瘫痪的一系列症状；若在管内损伤时，除面肌瘫痪外，还可伴有味觉或唾液腺分泌障碍和听觉过敏等症。

面神经的管外分支部分，特别是进入腮腺以后，其发出的 5 个属支相互交织，组成腮腺丛，覆盖于 SAMS 层以下的整个面部区域，神经的细小程度及分布密度，给面部的各种手术带来了很大的困难，特别是随着社会的进步，人们对生活质量的要求越来越高，这就要求临床医生在面部手术过程中尽量减少面神经各个属支的损伤，乃至术中钳夹、电凝误伤、结扎、折叠缝合、过度牵拉的机会，同时又要求能够尽快的完成手术，最大限度的减少病人的心理创伤。

二、面血管

1. 面动脉

起自颈外动脉，向前经下颌下三角在咬肌点前缘处进入面部。至咬继经口角和鼻翼的外侧上行，达内眦，改名为内眦动脉。面动脉沿途分支至腭扁桃体。下颌下腺和面部在下颌底近咬肌前缘处，活体可摸到面动脉的搏动，临床常在此进行面部压迫止血。

2. 面静脉

发自眼内眦处，起与内眦静脉，在面动脉的后外方向下外行，至下颌角下方汇入面总静脉，最后注入颈内静脉，面静脉主要收集面前部软组织的静脉血。

头皮部丰富的神经和血管皆位于浅筋膜内。它们呈辐射状从四周向颅顶集中。在动脉方面前方有眼动脉的终末支——额动脉及眶上动脉侧方有颞浅动脉、耳后动脉后方有枕动脉。在神经方面前方有眼神经的末梢支——眶上神经、额神经侧方有耳颞神经、耳大神经、枕小神经，后方有枕大神经。这些动脉与神经的末梢支相伴行在颅顶部组成前、后、侧三群，恰好与本区的额、枕、顶三部相当。三群血管彼此之间以许多吻合支相连并移行于对侧的侧副网。

三、腮腺的局部解剖

1. 腮腺的位置和形态

呈不规则的楔形底向外侧，尖向内侧突向下颌后窝，直至咽旁。可分为深、浅两部，通常以下颌骨后缘或以穿过腮腺的面神经丛作为两者的分界。浅部多呈三角形或不规则卵圆形向前延伸覆盖于咬肌后份。部位于下颌后窝内及下颌支的深面，向内深至咽侧壁。

腮腺位于面侧区之外耳道前下方，上缘邻接颧弓、外耳道和颞下颌关节，下缘平下颌角前邻咬肌、下颌支和翼内肌的后缘，后邻接乳突前缘及胸锁乳突肌上部的前缘。

2. 腮腺管

长约 5～7cm 由腮腺浅部的前缘发出，在颧弓下一横指 1.5cm 处，向前横跨咬肌表面至咬肌前缘急呈直角转向内侧，穿颊肌在颊黏膜下潜行一段距离然后开口于与上颌第二磨牙相对处的颊黏膜上的腮腺乳头，可经此乳头插管进行腮腺管造影。用力咬合时在咬肌前缘处可以触摸到腮腺管。腮腺管上方有面神经的上颊支及面横动、静脉下方有面神经的下颊支。腮腺管的体表投影相当于自鼻翼与口角间的中点至耳屏间切迹连线的中 1/3 段。

3. 腮腺淋巴结

位于腮腺表面和腺实质内。浅淋巴结引流耳廓、颅顶前部和面上部的淋巴。深淋巴结收集外耳道、中耳、鼻、腭和颊深部的淋巴。浅、深淋巴结均入颈外侧淋巴结。

4. 穿经腮腺的结构

纵行的有颈外动脉、颞浅动脉、颞浅静脉、下颌后静脉及耳颞神经。横行的有上颌动、静脉，面横动、静脉及面神经的分支。上述血管神经的位置关系由浅入深依次为：面神经分支、下颌后静脉、颈外动脉及耳颞神经。

第七节　埋线微整形相关术语

一、三庭五眼

1. 脸部的长度（三庭）

从额头发际线到下颚为脸的长度，将其分为三等份：由发际线到眉毛，眉毛到鼻尖，鼻尖到下颚为三庭。

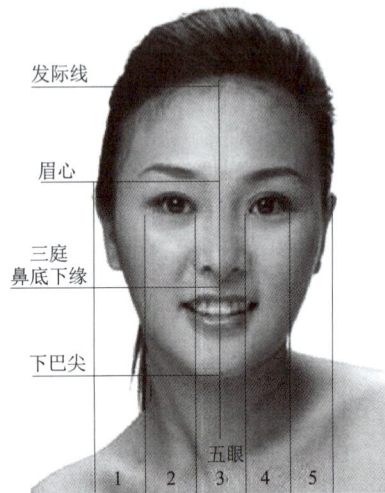

2. 脸的宽度（五眼）

理想脸型的宽度为五个眼睛的长度，就是以一个眼睛的长度为标准，从发际线到眼尾（外眼角）为一眼，从外眼角到内眼角为二眼，两个内眼角的距离为三眼，从内眼角到外眼角，又一个眼睛的长度为四眼，从外眼角再到发际线称为五眼。

沿两条内外眦作垂线，可将面部在睑裂水平分为五等份，每一份的宽度与一个睑裂的宽度相等，即两眼内眦间距，两睑裂宽度和左右外眦至耳轮间距相等，称为"五眼"。（图 1-7）

发际线
眉心
三庭
鼻底下缘
下巴尖
五眼
1　2　3　4　5

图 1-7　面部三庭五眼示意图

二、四高三低

（1）"四高"：额部，鼻尖，唇珠，下巴尖。

（2）"三低"：鼻额交界处，人中沟凹陷处，下唇的下方。

（3）通过两侧颧骨最高点作一条平行线，再通过口角到下颌角作一条平行线，形成一个"丰"字。共三个凹陷。"四高三低"在头侧面相上最明确。（图 1-8）

凹面　面部的凹面包括眼窝即眼球与眉骨之间的凹面、眼球与鼻梁之间的凹面、鼻梁两侧、颧弓下陷、颏沟和人中沟。

凸面 面部的凸面包括额、眉骨、鼻梁、颧骨、下颏和下颌骨。

由于人们的骨骼大小不同，脂肪薄厚不同及肌肉质感的差异，使人们的面部形成了千差万别的个体特征。面部的凹凸层次主要取决于面、颅骨和皮肤的脂肪层。当骨骼小，转折角度大，脂肪层厚时，凹凸结构就不明显，层次也不很分明。当骨骼大，转折角度小，脂肪层薄时，凹凸结构明显，层次分明。凹凸结构过于明显时，则显得棱角分明，缺少女性的柔和感。凹凸结构不明显时，则显得不够生动甚至有肿胀感。因此，化妆时要用色彩的明暗来调整面部的凹凸层次。

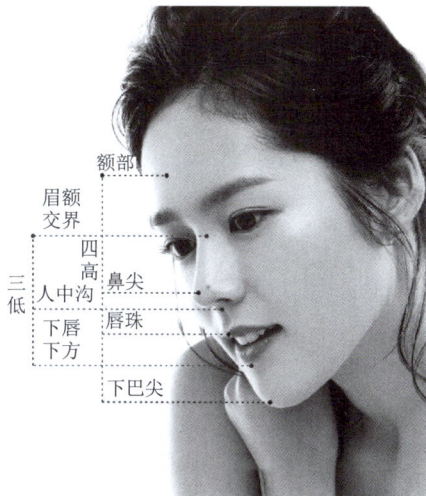

额部
眉额交界
四高
三低
人中沟
鼻尖
下唇下方
唇珠
下巴尖

图 1-8　面部四高三低示意图

符合"三停五眼"和"四高三低"美学规律的面容是和谐面容，如果加上五官局部美和头面轮廓美，才是真正的美女。从"三庭五眼"、"四高三低"的审美标准来看，鼻子的形状、位置显得尤为重要。塌陷的鼻头、鼻梁扁平、鼻梁突起等难看的鼻型俨然不符合中国人的审美标准。

第二章

中式埋线微整形的必要性

爱美，是每个人的天性。随着整形行业的发展，越来越多的人开始喜欢在脸上做手脚了，越来越多的人渴望改变上帝为她们打造的那张脸。通过对进行整形者的观察与研究，心理学家、整形专家发现女人所整的部分与其心理、情感之间有着千丝万缕的联系。

面部五官对容貌起着非常重要的作用，其外形直接关系人体的容貌美。五官的功能与脏腑关系密切。

鼻是呼吸通道，具有通气功能，而肺司呼吸，故称鼻为肺之窍。鼻还有主嗅觉的功能，鼻的通气和嗅觉功能正常与否均与肺脏功能有关，肺气和利，则呼吸通畅，嗅觉灵敏；肺气不利，则鼻塞、流涕、嗅觉不灵。鼻子是和自我以及自信关系最为密切的器官，就好像一个人在谈到"我"的时候常常指着自己的鼻子，打牌输了作为惩罚要刮鼻头，京剧小丑要画白鼻梁。鼻子在容貌中所起作用巨大，强烈要求改变自己鼻形，希望把鼻子的线条塑造得柔和、精巧一些的女人，多是希望显示出更多的女性温和、优雅的美。

嗅觉不灵敏，经常咳嗽，有时甚至呼吸困难。这是肺脏功能逐步衰弱的标志，病人首先要注意饮食，戒烟或者控制吸烟量，也不要和经常吸烟的人在一起。多吃新鲜瓜果和蔬菜，加强体质锻炼，防止肺部合并症发生。

眼睛的功能是主视觉，肝开窍于目，肝藏血，肝受血而能视，若肝脏功能正常则两目有神，若肝气不舒，肝血不足，则两目干涩，视力减退。中医还认为目的健美与五脏六腑的功能正常与否有直接关系。五脏六腑之精气充盈，视觉功能正常，五脏六腑精气不足，将会影响眼睛正常生理功能。

眼睛是心灵的窗户，我们在看到喜爱的人和物时瞳孔会放大，有魅力的眼神能够"勾魂摄魄"。单眼皮的东方美体现的是一种柔和的神采和含蓄的沟通；西式审美认为，沟通讲究快速高效，所以眼线、眼影、睫毛膏齐备，肆意放电的双眼皮大眼睛也让人羡慕。眼睛忽然经常发花，眼角干涩、看不清东西。这是肝脏功能衰弱的先兆。

口是消化道入口，脾开窍于口，脾主运化，脾气健运，食欲旺盛，则口健美；若脾失健运，生湿生热，则口唇生疮或口臭。嘴唇感觉麻木，饮食减少，身体日渐消瘦，这是胰脏功能在逐步衰减的表现，胰脏不好，便殃及胃，当胃受到损害时，嘴唇就会明显变得干燥欲裂、麻木无味。这时除了调整饮食外，还要注意不要吃生冷、油腻的食品。

味觉迟钝，尝不出味道，伴随而来的是心悸、多梦、失眠等症状，这就意味着心脏功能受到了损害。这是操劳过度所致，当口中干涩，舌苔厚重，尝不出食物的滋味时，尤其要警惕。

耳是听觉器官，而肾藏精，开窍于耳，耳的听觉功能靠肾精的充养。如肾精充盛，髓海得养，则听觉灵敏；如肾精不足，髓海失养，则双耳失聪，行动迟钝，给人以早衰的感觉。

舌是发音的重要器官，为心之外候，心主血脉，心的气血上通于舌，保持舌的正常生理功能。若心血充盈，心气健旺，则舌体活动自如，发音正常，语音清晰；若心血涩滞，心气不足，则舌强舌卷，发音困难，语音不清。

总之，五官中的任何一个部位不舒服、不好看就说明其相应的脏腑出现了阴阳不平衡的状态。那么，从中医整体观的角度看，五脏六腑功能正常，在延缓容颜衰老，预防损美性疾病，保持身体健美，使青春长驻方面起着决定性作用。因此，要容貌美必须顾护脏腑正气，滋养脏腑阴精，以保持脏腑功能正常。五官是人体的重要器官，它与身体的五脏是息息相关、唇齿相依的。如果五官感觉不舒服，那五脏也正逐步地发生功能衰弱，从而产生了疾病。

提起微整形大家一般认为是应用各种生物化学制剂对面部以及身体的美容塑形。这些年各种微整形为打造美丽容貌，改变问题容貌以后使有问题容貌或者缺陷的爱美人士获得了美貌，为美丽缺陷导致自卑心理人士重新建立了自信心。人生和生活因为美丽容貌而改变，因为美丽容貌而重新获得自信和幸福。男士因为问题面相的改善，使事业兴旺发达、家庭美满幸福、官运亨通的大有人在。但是目前因为使用伪劣生物化学制剂的导致毁容的也占有一小部分，给整个整形美容行业带来了一些阴霾。中式埋线微整形经过近年来大家的努力，尤其是埋线材料的应用更新，步入了一个"柳暗花明又一村"的新阶段。我们提出中式埋线微整形，与目前大家认识的微整形有着很多不同之处。首先它应用的是没有任何副作用的生物蛋白线，生物蛋白线是临床心脏手术应用多年的一种外科缝合线材料，生物蛋白线没有临床应用线体出现过的副作用。我们在临床应用埋线进行微整形多年了也没有因为这种线体出现过敏、起包、感染等问题，这也是大家应用于微整形所期盼的材料。再者中式埋线微整形是长期持久刺激肌肉组织和局部穴位，它不单单是生物化学材料的填充和消减，而是通过蛋白线刺激产生的胶原蛋白作用于局部的补充和穴位的疏通经络、调和气血作用，面部局部穴位还可以通过经络调节全身脏腑功能，改变的是一个人的内在环境和功能，让气血在全身正常活动，使人的面色滋润、白里透红、水肿消退、面部脂肪达到合理分布，肌肉变得紧实，变得面部胖瘦适中，精神焕发，神采奕奕。我们现在单独应用中式埋线微整形，可以解决大部分容貌上的问题，通过埋线面部祛皱、面部填充、面部提升、瘦脸及紧致、隆鼻丰鼻、眼部双眼皮，还可以应用于颈纹消除、蝴蝶袖紧致、腹部肥大松弛收腹紧腹，腹部妊娠纹、肥胖纹、疤痕修复，肤色增白等等。并且易经面相学理论认为，人的容貌改变了，这个人一些不好的运势也会随之改变，这些可用现代心理学一些原理来解释，改变不好容貌可以解决自卑心理，增强自信心，彻底改变一个人的形象，改变一个人的一生。

第一节　容貌的自我意象决定命运

　　现在比较流行的一种说法是"性格决定命运"，那么又是什么决定一个人的性格呢。其实一个人的性格可能是由很多方面的特征构成的，如内向、外向，热情、健谈、直爽、急躁、敏感、易怒等。但影响这些特征形成的更深层次原因可能还是一个人心中自卑和自信的比例关系。

　　我们每个人都或多或少地有自卑感。那人为什么会自卑呢？自卑就是有一种自己不如别人的感觉，而这种"不如人的感觉"的内核又是"貌不如人"。这种感觉使人们在童年时代就产生自卑情结并在后来影响其性格的形成，并不是因其在家境或学识上不如人的认识，而是在容貌上有不如人的感觉。

　　自卑感是如何产生的，自卑感的产生取决于我们用"什么"和"谁的"标准来衡量自己。自卑感的最初来源正是一个人的外貌而非其他。毫无疑问，一个有着丑陋和畸形面部的人肯定在与人交往时都会感到不同程度的心理不适或者有自卑情绪。对那些女孩子来说，每天早上起来的第一件事可能就是照镜子时，她们会仔细地审视和研究镜子中的那个形象，并且会不自觉地与那些关于漂亮女人的流行标准进行比较。她们或多或少都会发现自己一些不满意的地方，也许是眼睛不够大，也许是鼻子不够挺，也许是皮肤不够白，也许是身材不够苗条。所有这些负面的形象又会从镜子中投射到她们的心里面，形成她们关于自己的"自我意象"，如果她们能很好地接受这个"自我意象"，就会产生自信心，但如果不能接受这个"自我意象"，自卑感就产生了，这就是一个人自卑感的最初来源。对那些女孩子来说，如果他们是用现代"电影和杂志上的明星"的标准来衡量自己，那么即使不提那些天生容貌确实长得难看的人，可能至少还有90%以上的人认为自己根本算不上漂亮。一个人脸上的那些长得不满意的地方将会损害她的自我意想，她每天都将会为容貌的丑陋和身材的难看而苦恼并地感到羞耻、恐惧和不安。自尊和自信也随之消失。她的充分享受生活的能力，也会受到由此而来的心理障碍的影响和打击。

　　例如，有一个女孩子的眼睛是单眼皮且长得太小，别人都说她是"眯眯眼"。她认为会遭到别人的嘲弄，有时感觉嘲弄十分残酷，与同伴们来往就意味着侮辱与痛苦。她不能回避社会活动，她就变得害怕别人，独自隐居起来，这种畏惧使她无法以任何方式表现自己，恐怕别人说她低能。当她的眼睛被微整形成双眼皮之后，使她狼狈和受辱的原因自然就不复存在了，她就恢复到生活中正常的面貌——事实也的确如此。

　　通过中式埋线微整形发现微整形并不仅仅只是改变一个人的面容，而且还能改变这个人内在的自我。她所做的中式埋线微整形不仅限于皮肉，同时也会触及人的灵魂。许多病例证明，改变一个人的面容往往能使她的个性突然地、戏剧性地发生巨变。中式埋线微整形，尤其是面部中式埋线微整形，可以为很多自卑的人敞开新生活的大门。

这对我们认识自卑感的真正来源具有重要的意义。从这类案例中可以轻而易举得出结论：一些不幸、失败、恐惧、焦虑和缺乏自信等心理问题，可以靠中式埋线微整形填补身体的缺陷而得到根治。

所有患者在接受了微整形之后，性格都发生了变化。在绝大部分案例中，一个人丑陋的面孔或者"残缺不全"的五官，如果经过中式埋线微整形的成功，她几乎立刻（一般不超过 21 天）就体验到自尊和自信心的增强。

人的性格在多数情况下要受面部容貌的影响。在这种"丑陋的外貌"改观之后，这个人就随之而改变了。相反，如果这些"丑陋的外貌"没有改观，即使她读了很多的书或取得了很大的事业成功，如果她的身体和外表没有什么与从前截然不同，她仍然还将是原来那个自卑的人。

所以人的"肉体面孔"仿佛有它自己的个性，这副"肉体的面孔"，似乎才是改变个性的关键。如果这个肉体的面孔留有伤疤、缺陷，"丑陋"在她的行为中就会有所表现，如果她的容貌没有得到改观。她的"个性的面孔"也不能够得到改造，如果施行中式埋线微整形使容貌的伤痕能够消除，那么，她本人也能改变。我们在探讨这方面的问题之后就发现，越来越多的现象证明"自我意象"、个人的容貌和"肉体面孔"决定着她的心理上和精神上的观念，或者她的自我"图像"，是左右个性和行为的真正关键。

在很多情况下，改正面部缺陷之后人的性格和人格会发生的戏剧性突变。改变肉体形象可以造就一个崭新的人。中式埋线微整形不仅可以改变了患者的外表，而且改变了她的人生。胆怯畏缩的人变得大胆勇敢了；一个个"低能""愚蠢"的孩童会变成一个个机警开朗的青年；一位丧失了自信心的人中式埋线微整形以后就能成为自信型人物。

理解这种由于容貌的缺陷带来的自卑和失败感、敏感、恐惧、忧虑、缺乏自信是很重要的，它们不是神的意旨，不是注定的命运，也不是天使的约言。它们起源于一个人的内心，它们代表着一个人内心的态度而不是与自己对立的外在事物。

如果一个女孩天生低鼻梁，而且两眼之间的距离过宽，头发不仅稀疏而且还有点枯黄，由于从小知道容貌长得难看，习惯躲着不敢见人。她会通过其他方式来寻求一种补偿，例如努力考上名牌大学，力图取得博士学位等。但一般意义上的读书和工作上的进取是无法填补这个容貌上的缺陷的，反而可能会使这种扭曲更加严重。结果她会在痛苦和懊丧中生活。容貌上的丑陋没有得到改善，由此而来的那种自卑感也就无法消除，结果就永远无法建立起自信心，没有自信又会在以后的生活中产生心理和性格的扭曲，如敏感和敌意，而这种性格的扭曲又反过来进一步加强了起初的自卑。她在人际关系方面也会表现得过于敏感，有时甚至是自大和高傲，但其实是由于内心缺乏自信。因为自大的反面正好是自卑，而自卑的人也总是很敏感，最后这种扭曲的性格甚至会造成对他人的歧视和对社会的怨恨情绪。

容貌的不足妨碍人创造性地生活，妨碍人成为"自我实现的人"。那些生来面貌丑陋和带有伤疤的人不仅有一个谁也不需要、谁也不喜欢的、没有能力的自我意象，而且还把他所生活的世界想象为一个充满敌意的地方。他同这个世界最基本的关系是一种敌对关系，同其他人的来往不是建立在给予与接受、互相合作、共同享受之上，而是建立在压倒、击败、防范等观念之上。她（他）对别人和对自己都不会有仁慈之心，挫折、侵犯他人和孤独是她（他）所付出的代价。

很多人会由于外貌不漂亮和丑陋而自卑，同时，由于曾经在成长的过程中受到过别人的嘲讽而在内心留有情感的伤痕，它同样也会对个性产生影响。这些情感的伤痕又将使她变得过分敏感。这些人过去曾经受过某个人的伤害，为了防止再受到这方面的伤害，他们就形成了精神上的"厚茧"和情感上的"疤痕"来保护自我。

这方面最典型的例子是那些曾经经历过"情感伤害"或"感情失败"的人。有一位离异的女士由于多次受过男人的"感情伤害"，她变得很有独立性并且发誓再也不会相信任何男人，甚至多次提到她以后要过"独身主义"的生活。尤其是她认为她要找的完美男人在这个世界上根本不存在。实际上是她具有了很重的防范心理。她为自己制造了一个坚硬的外壳。在这种坚硬的外壳里面"其实是一个软弱可欺的内在自我，希望依赖于其他人"。然而，她同任何人又不可能太亲密，因为她谁也不相信。过去她可能受到一个她很看重的人的伤害，她现在不敢公开自己，怕再度受到伤害。他们永远处于防范状态，为了防止进一步的排斥与痛苦，她开始主动进攻。在这个过程中，她好的性格不断受到压抑，变得脾气暴躁，甚至完全变成了一个愤世嫉俗的人。这样，她就离那些只要有机会就愿意爱她、帮助她的人越来越远。

过去经历造成的情感伤痕对于人的自我还有一种反作用，它们使人形成一个更加残缺而丑陋的自我意象，一个不为其他人所喜爱和接受的形象，一个不能与世界上的人和睦相处的形象。

有个离异的女士在结婚和恋爱之前就是一个有着性格缺陷的人，由于觉得自己长得不漂亮而有了一种自卑情结。她在学习和工作中都非常努力，而且试图以一种进取的方式来补偿这种容貌不理想所造成的自卑感，虽然她后来确实成为了一个事业上很成功的女人，并且由于出色的业绩做到了一个知名企业的部门主管。但在生活中她却一直没有任何知心朋友，因为她觉得谁也不会真正愿意同一个相貌"不好看"的人建立友情的。而且她想方设法拼命躲着大家，经常让自己沉浸在工作所带来的安全感之中。更糟糕的是，在人际关系方面她以猜疑、防范的态度来使人们疏远她。后来虽然终于有一个男人爱上了她并和她结了婚。但不久之后这个男人就由于无法忍受她的性格而和她分手。在这个女士离异以后又有人给她介绍过两个男友，但在短暂的交往之后这两个男人还是因为无法接受她喜欢猜疑和尖刻的性格而和她分手。但有意思的却是这个女士直到最后也没有认识到她之所以无法和一个男人长期相处的原因其实并不是她所说的都是由于那些男人薄情寡义，更大程度上来说可能还是由于她自己从小因为容貌问题引起的自卑情绪以及稍后形成的那些扭曲和不正常的性格特征。

一个人的容貌是如何决定自我意象的呢？容貌很大部分都是由遗传决定的，在儿童开始照镜子时自己的容貌就通过镜子投射到了她的心里，形成一个关于她自己的"自我意象"。然后她就会将这一最初形成的"自我意象"与社会已经形成的关于漂亮的标准进行反复比较。如果她的"自我意象"和社会已经形成的关于漂亮的标准有太大差距，她就会产生不如人的自卑情绪。她还将终其一生在以后的生活中不断地从周围的所有人那里来对她的"自我意象"进行求证。如果问一个女生：女人一生中最亲密的伴侣是什么？她可能回答说是"镜子"。其实在一个女人生命中除了睡觉以外可能花掉时间最多的就是在镜子前面了。可以说她一辈子都会对那个镜子中的自己不断进行求证。这个镜子可以是银行的玻璃橱窗，也可能是数码相机或手机的自拍功能。而对一个女性来说，那个镜子里的自己可能就是她的全部价值和意义，这个镜子里的自己将会决定她在家庭和学校里是否受欢迎的程度。她将认为她周围的那些人，包括她的父母老师，学校的小伙伴和以后在社会中认识的其他人都是根据那个镜子中的她来对她的相貌价值进行评价的。所以周围的人的作用可能会进一步对"那个镜子中的人"价值进行证实。在很多类型的社会关系中，她们不停地从别人那里收到否定的反馈数据。一个微笑或者皱眉，赞许或不赞许的暗示，感兴趣或不感兴趣的暗示，等等，不断地告诉她们"长得如何"、是否漂亮、是否受欢迎。例如，如果她的父母很爱她，她会认为这是由于容貌长得漂亮的原因，如果她的父母对她缺少关心，她就会认为这都是由于她天生容貌丑陋的原因。这种以他人对自己的态度来进行的求证又可能会进一步强化对起初的"自卑情结"。

当这一求证过程告一段落时，她关于自己的自我意象也就基本建立起来了。不管与人认识与否，其实每个人都有一幅心理的蓝图或者说自我的肖像。它对于自己意识的专注来讲也许是模糊或者混乱的。事实上，也许它根本无法有意识地进行认识。但它却是存在的，既完整又详细。

这一自我意象就是"我属于哪种人"的自我观念，它建立在自己的自我信念上。但是，绝大部分自我信念都是根据自己对容貌和身体的经验以及他人对自我容貌的反应，特别是根据童年时代的经验而不自觉地形成的。根据这一切，就在心理造成了一个"自我的肖像"。就其自己来说，一旦某种与自己有关的思想或信念进入这幅肖像，它就会变成"真实的"。

而这个"自我意象"决定了个人成就的界限。它决定你能做什么和不能做什么。

如果你长成"失败型的人"，就会总想着失败，尽管你有良好的愿望、有意志力，甚至机遇也完全对你有利。如果你感觉自己长的像是一个公众的牺牲品，一个"注定要受苦"的人事实上你也就会不断地寻找各种环境来证实自己的观点。也许这可能就是大家通常所体验到的那种"命运的力量"。

一个人的容貌决定了一个人的个性，个性又最终决定了她生活和命运。在中国古代的相术中，关于女人有一种"三嫁不休"的相貌的说法。

现在遇到很多那样的人，当你问她们为什么离异或为什么和前男友分手的原因，基本上她们会有一个类似的说法，那就是"不想再提，过去的已经过去，我要重新开始"。她们真的能重新开始吗？难道这一次闭上眼睛就可以不出错了吗。其实明天和昨天很相似，未来可能就是过去的重演，昨天的失败并不能保证下一次的成功。这个过程中我们可以深刻地体会到那种命运般的力量，一个人长成什么样就会有什么样的结果。爱情其实与事业、金钱、学位无关。爱情也是一种人际关系和所有人与人之间的关系一样。如果你不能和周围的人和睦相处，你也不可能和一个男人建立长期的亲密关系。在这一点上，同性和异性没有什么区别。

心理学的重大的发现是：人的所有行为、感情、举止，甚至才能，永远与自我意象相一致。"自我意象"是人类个性和行为的关键。改变自我意象就能改变一个人的个性和行为。

自我意象是一个"前提"，一个根据，或者一个基础，人的全部个性、行为，甚至环境都建立在这个基础之上。举例来说：一个孩子要把自己看成"丑陋的"学生或者"不受欢迎"的学生，就总会在自己的周围找到证据。一个长得没人喜欢的女孩子就会发现自己在舞会总是没有人理睬。别人的排斥完全是她自己造成的：她那种愁眉苦脸、低三下四的态度，急于取悦于人的焦虑，或者对周围的人的下意识的敌意，都会把对她有善意的人拒于千里之外。她也会发现自己的实际经验能够"证明"她的自我意象是正确的。

容貌的缺陷是如何决定一个人的行为方式的，自卑和错误的"自我意象"又是如何使一个人偏离了正确的方向，失去了正确的目标，并最终将他引上失败之路的。前面已经谈到每个人早上都可能会在镜子里审视自己，并且会不自觉地与那些外在的标准进行对比。

如果他对自己的容貌是肯定的，就会建立起一个肯定的自我图像，并且会感到自信，当体验到这种自信的感觉时，内在机制实际上已经对准了成功的方向。但如果对自己的外貌的看法是否定的，就会拥有一个残缺的自我图像。最后她可能会听天由命地接受这个较低级的"自我意象"从而成为一个低自尊的人，也可能会拒绝这个不能让自己充分满意的"自我意象"（这是在一些个性和反抗意识强烈的人身上经常可以观察到的情况）。这个时候往往会通过自己的幻想重新构建一个让人满意的"自我意象"。

于是，他开始在幻想中想象希望的结果会是什么样子，不断给自己展现这些画面，描绘它的每一个细节和微妙之处，反复"把玩"它们。这个通过幻想的方式新构建出来的充满优越感的"自我意象"可能是光辉和高大的，但毕竟是虚幻和不切实际的，这个虚构的"自我意象"是和与现实环境中存在的事物相反的图像。所以虽然每次当他沉浸在自己的幻想中时都可能有一种满足感。但他又会时刻对它的真实性产生怀疑，所以必须想办法去证实它确实是可靠的。这可能就是为什么那么多人喜欢随时照镜子的原因。

人不断对这个被自己怀疑的对象进行验证，希望有一天终于发现它变成了一个真实的"自我意象"。但再强大的意志和幻想毕竟不能改变一个人的容貌，只要他的容貌没有发生改变，只要他又重新站在镜子的前面，那个镜子中的形象又会让他重新陷入深深的自卑之中，并一次又一次地会打碎他那个虚构的"自我意象"。科学家告诉我们，印象活动或"重放"得越多，它就越有潜力。这种反复发生的自我冲突最终就会影响他的性格形成，那种矛盾和缺乏现实性的思维方式将进入他的"自我意象"，并成为性格中的一个主要特征，也必然会成为一个充满痛苦幻想和矛盾的人。而且这种内心的矛盾和冲突可能会时时伴随他、折磨他，天天生活在幻想和矛盾之中，最坏的情况下甚至可能造成精神的崩溃。可以从那些生活在精神病医院里的病人身上清楚地看到上述这些特征。

正确的方式是发现"真正的自我"，使我们的心理意象更接近"它们所表现的客体"。不过，心理学家普遍认为，我们绝大部分人都低估了自己，很少改变自己，也就贬低了我们自己。周易中有观点认为，凡是那些年龄较大离异或有多次恋爱失败经历或从来没有恋爱过的女性命相里可能都带有"伤官见官"（伤官代表人的思想，聪明才智，口才，但如伤官为忌旺时，就说明本人好胜逞强，惹事生非，不服管制，自命不凡，对谁都看不上眼，清高，官是代表上级部门，国家法律法规）或"伤官伤尽"（伤官伤尽主要用在女的，女的以正官为夫星，当然七杀有制衡也算夫星。女命伤官旺，伤官克官。如果伤官旺且透干，干支不见官星，允许有地支余气，但要被临支合化。就算伤官伤尽，伤尽者不克反为用）的命理特征，中国古代易经的面相学源远流长，是一门极深奥的学问，时至今日仍有很多难解之迷。其核心内容就是一种所谓的"形、精、气、神"统一的思想体系。古人的传统看相方法认为"形"是最基本的，所谓的"形"就是一个人先天骨法形格，在相法中兼指人的形体和相貌，也就是今天我们所说的外貌。而"精，气、神"与"形"相对，就是后天气色。"精，气、神"都是建立在"形"的基础上的，看相首先要考虑"形"，即外形，论形又先相骨。以人的形貌合自然属性者为佳相，反之则谓之形不足，为厄相。如果一个人的"形不足"，则"精，气、神"都要受影响。

有很多人有意识地努力了很多年，试图摆脱担忧、焦虑、自卑、负罪感，但都没有成功；而当他们通过微整形容貌变得俊俏以后自觉地放弃挣扎，不再用意识思维解决问题时，反而发现自己获得了成功。所以，通过面相微整形以后改变一个人的问题容貌，就有可能改变一个人的自卑心理。使一个人变得自信、从容，成为一个生活的强者，幸福美满就会降临。对一些人来说，整形对于心理上的自卑的治疗作用优于心理医生。

第二节　美好生活的关键

一个出色的微整形医生，不管他本人的意愿如何，在他改变一个人容貌的同时，也就改变了这个人的未来；他改变了一个人肉体的形象，也就同样改变了这个人，改变了他的个性、他的行为，甚至可能改变了他最基本的天赋和能力。

我们的目标是要把那些有面部缺陷而自卑的人通过中式微整形使她成为一个自我实现的人。这些自我实现的人是那种自信、自尊、宽容、低调和自我完善的人。

电视剧《西游记》高老庄一段，朱刚烈初进高老庄也可谓英俊潇洒，与其说其是以路见不平、拔刀相助的英雄义举赢得欣赏，莫不如说是以伪装的容颜博得欢心，才有了其与高小姐的一份孽缘。成也容颜败也由容颜，开始是人是英雄，而后是妖是魔鬼，难道这两者之间的区别没有容颜的因素吗？

爱美之心人皆有之。人的容颜如一张名片，给人最初的引见和评判。拥有娇颜，便拥有阳光和笑脸，拥有鲜花和春天；自惭形秽的人，却凭添了许多无端的哀怨，常分散精力刻意雕琢打扮，所以有东施效颦的典故和丑人多怪事一说；无可否认，容颜靓丽常可使难办的事情变得简单，而容貌平庸甚或丑陋者又时常会把简单的事情变得复杂，因为无论你我修行多深，也不可能完全克服浅薄，要不然美人计不会亘古流传，吴三桂不会冲冠一怒为红颜；要不然朱刚烈可能会于高老庄终老了。

人们常说，容颜的美如昙花一现，有它光彩照人的日子，也总有它凋残的一天，而唯有心灵之美真正永恒。人的美并不在于外貌、衣服和发式，而在他的本身，要是没有内心的美，我们常会厌恶他漂亮的外表。《巴黎圣母院》中道貌岸然的副主教克罗德令人厌恶作呕；丑陋的敲钟人加西莫多让人由衷爱怜。

人性美有三种表现：一是容貌丑陋，心地无瑕，敲钟人卡西莫多的外貌丑陋，但是他的内心却是高尚的，唐僧三个徒弟相貌丑陋，心地善良；一是容貌美与心灵美合二为一，《巴黎圣母院》中的吉普赛少女爱斯梅哈尔达；一是容貌美与心灵美与气质美三者完美结合。

容貌美与心灵美、容貌美与气质美三者之间，常常是鱼与熊掌的关系，不可得兼，最难求全。诚因如此，许多真正爱美，理解美的人才将三者的完美结合视为最高境界与追求。诚因如此，人们也很清楚，最终能达其境界者寥寥无几。多数情况下，人们只是普通人，只能在平凡与普通中默守一份憧憬，不懈一份努力。大多情况下，人们都明白世界上容貌漂亮的人数也数不清，而我只是其中一个，快乐生活的关键在于使我闪烁光泽。这个道理想通了，通过微整形美貌者也不必趾高气昂、翘首弄姿，平庸者和丑陋者不再妄自菲薄、怨天尤人。人人都集中精力于美好生活的主要方面，我们的世界、社会和未来才前途光明，充满希望。

即使自己长得不漂亮，但也不是生活中可怜的牺牲品，我们仍然可以通过中式埋线微整形成为生活的艺术大师。我们不需要怜悯，相反我们能给别人以帮助。所以，我们越来越少地考虑自己，充满内心的不仅仅是关注自我，而是爱和欢乐，是为美丽人生、美丽生活做贡献的幸福感。

第三节　通过面部埋线能健身美容

在临床中发现，许多中年患者，特别是体弱多病的女性，埋线治疗后不仅病情好转，身体健康了，更主要的是面部皮肤的气色白里透红颜感年轻。这一现象引起了笔者的注意与思考。世界上女性的寿命普遍比男性高，为什么却是女性容颜更易老呢？《素问•上古天真论篇》说："女子……五七，阳明脉衰，面始焦，发始堕。六七，三阳脉衰于上，面皆焦，发始白。"说明女性一般从 35 岁左右开始阳明经脉的脉气衰少，面部开始憔悴，头发也开始脱落；42 岁左右，三阳经的脉气都衰少了，不能上荣于面，所以面部就开始憔悴出现皱纹了，头发也开始变白。

男子的情况则是"五八，肾气衰，发堕齿槁；六八，阳气衰竭于上，面焦，发鬓斑白。"说明男性 40 岁左右的时候，首先是肾气开始衰，表现为头发开始脱落，牙齿也开始枯槁，但面色并没有太大的变化；到了 48 岁左右，三阳经的脉气衰少了，不能上荣于面部，面部憔悴出现皱纹，鬓角的头发开始变白。

一、中医脏腑与面部容貌的关系

1. 心与面部容貌

心与面部容貌的关系首先表现在"心主血脉，其华在面"。心主血脉包括主血和主脉两个方面，全身的血液都在脉中运行，依赖于心脏的搏动而输送到全身，发挥其濡养的作用。心脏之所以能够推动血液的运行，又全赖于心气。由于面部的血脉特别丰富，故心气的盛衰可以从面部色泽的改变反映出来。如心气旺盛，血脉充盈通畅，则面色红润光泽。如心气不足，心血亏少，面部供血不足，皮肤得不到血液的濡养，则面色苍白而无华，皮肤干燥失润。如心血暴脱，则面色苍白。心血瘀阻，则面色青紫。由于面色变化反映心主血脉的功能，故曰："其华在面"。

心与面部容貌的关系还表现在心藏神。中医的"神"有广义和狭义之分：广义的神，是指整个人体生命活动的外在表现，如整个人的形象以及眼神、言语、反应、姿态等无不包含于神的范围。《素问·移精变气论》说："得神者昌，失神者亡。"得神的表现为两目灵活，明亮有神，面色荣润，表情丰富，体态正常，反应灵敏，语言清晰，意思清楚等。

大家知道，神是人体美的另一重要内容，如果一个人的面容外形虽然长得很美，若无上述神采，恐怕也没人会喜欢这种冷若冰霜、毫无生气的人体美。狭义的神是指人的神志活动，即人的精神、意识、思维活动。根据现代生理学的认识，人的精神、意识、思维活动是大脑的功能，即大脑对外界客观事物的反映，但中医藏象学说认为人的精神、意识、思维活动与五脏有关，主要是属于心的生理活动，这是因为血液是神志活动的物质基础。因此，心气血充盈、生理功能正常，则精神充沛、神志清晰、思考敏捷、对外界信息的反映灵敏和正常。反之则会出现精神意识异常、失眠、多梦、神志不宁，从而影响面部容貌。

2. 肺与面部容貌

肺与面部容貌的关系主要在于肺的主气功能（宣发卫气、津液输布全身以温润肌腠皮毛）和作用。肺主气司呼吸，由于肺与宗气的生成密切相关。宗气是水谷之精气与肺所吸入之清气相结合而成，积于胸中气海，上出喉咙以司呼吸，下贯心脉而布散全身，以温煦四肢百骸和维持人体的正常功能，故肺起到了主持一身之气的作用。肺还有主宣发的功能，这种宣发功能使得卫气和津液得以输布全身，以温润肌腠皮肤。其中卫气具有温煦肌肉、充养皮肤、滋养腠理、调节汗孔开闭的作用。津液是人体正常体液的总称，亦是构成人体的主要基础物质之一，津液有滋润皮肤毛发、滑利关节、润养孔窍（眼、耳、鼻、口腔等）、充养骨髓和脑髓的作用，津液是人体皮肤润泽的物质基础之一。肺的生理功能正常，卫气津液得以正常宣发，肌肤光滑。反之，肺的生理功能失常，肌肤失养，则皮肤粗糙、干燥无光，毛发枯槁。正如《灵枢·经脉》所说："肺气不营，则皮毛焦，皮毛焦则津液去，津液去……则爪枯毛折。"因为肺与皮毛的关系十分密切，故《素问·五脏生成篇》说："肺之合皮也，其荣毛也。"

鼻为五官之一，居人体面部中央，是面部容貌的重要组成部分，而肺开窍于鼻，鼻与喉直接相通而联于肺，因此，鼻的嗅觉与喉部的发音都是肺气的作用。肺气和，呼吸利，则嗅觉灵敏，声音能彰。《灵枢·脉度》说："肺气通于鼻，肺和则鼻能知香臭矣。"可见，美容学中的美鼻、美声均与肺的生理功能密切相关。

3. 脾胃与面部容貌

脾胃共同主饮食物的运化，同为后天之本，气血化生之源。其中胃主受纳腐熟水谷，脾主运化水谷精微，脾主升清，胃主降浊，共同完成水谷的消化吸收，化生气血，源源不断地营养五脏六腑、四肢百骸、皮毛筋肉等组织器官。脾胃的这种功能常概括为"胃气"。人体后天营养的补给，主要取决于"胃气"的盛衰。

营养是面部容貌的物质基础，只有脾胃的运化功能正常，生命才能维持。机体有足够的营养，会表现为肌肉丰满发达、四肢轻松、灵活有力、肌肤健美、精神抖擞、容光焕发。如脾胃功能失常、消化吸收障碍，则气血化生必受影响，气血化生乏源，营养物质不足，就可使人精神萎靡、面色萎黄、枯槁无华、皮肤粗糙、肌肉瘦削、四肢软弱无力。由于脾的运化与肌肉、四肢的关系密切，故肌肉、四肢为脾所主。又由于脾的运化功能正常，则口唇红润光泽，反之则唇色淡白无华，故脾其华在唇。在脾胃升降运动中，胃主通降，以降为和，若胃失和降，不仅影响食欲，而且因浊气上逆可出现口臭等碍容性疾病。

脾主运化，除了运化水谷精微以化生气血外，还主运化水湿，即脾对体内水液的吸收、传输和布散起着促进的作用。在肺肾、三焦、膀胱等脏腑的配合下，共同维持人体水液的正常代谢。如果脾运化水湿的功能失常，则可出现水湿停滞，产生痰饮等病理产物，从而产生眼睑下垂、眼袋、颜面浮肿、皮肤肿胀或者痰湿淤阻，出现肥胖。水湿停聚化热上冲，熏于颜面，又可导致痤疮、酒糟鼻等面部常见碍容性疾病。

4. 肝与面部容貌

肝的生理功能有主疏泄、藏血、主筋、其华在爪、开窍于目。这些功能均与美容有密切关系。肝主疏泄的功能与面部容貌的关系主要表现在调畅人体气机和调畅情志这两个方面。气机，即气的升降出入运动。机体的脏腑、经络等活动，全赖气的升降出入运动。在生理方面，肝有主升、主动的特点，这一特点对于气机的疏通、畅达、升发是一个重要的因素。在正常情况下，肝处在柔和舒适的状态之中，既不抑郁，也不亢奋，保持着人体气机的顺畅，从而维持着人体气血和调、经络通利、脏腑器官等活动正常，此时人体能较好地协调自身的精神情志活动，表现为精神愉快、心情舒畅、气血和乎。俗话说"笑一笑，十年少。"肝的疏泄功能正常，气血畅通，情志正常，对美容是十分有益的。若疏泄不及，则表现为抑郁不乐，愁眉苦脸，嗳气太息，甚至沉默寡言，久则出现面部皱纹丛生；疏泄太过，则表现为亢奋，可见烦躁易怒，面红升火。肝失疏泄，血液瘀滞，还可出现面色晦暗、目眶发黑或面生黄褐斑之症。

肝失疏泄和疏泄太过，往往与外界环境的精神刺激。特别是大怒或过度抑郁有关，所以古人有"肝喜条达而恶抑郁"和"暴怒伤肝"的说法，受此启发，中医常通过调畅情志以延年益寿，保春美容，并出现了"舒情美容之说"。

肝主筋，其华在爪，筋即筋膜，肝之所以主筋，是因为全身筋膜的营养依靠肝血的供给。只有肝血充盈，筋膜得以濡养，才能运动自如。如肝血不足，血不养筋，筋的活动功能便会减退，会出现动作迟钝、运动不灵活自如。爪甲乃筋之延续，故称"爪为筋之余"。肝血的盛衰，可影响爪甲的荣枯。肝血充足，则爪甲坚韧明亮，红润光泽。若肝血不足，则爪甲软薄，枯而色夭，甚则变形脆裂，影响面部容貌。

《灵枢·脉度》篇说："肝气通于目，肝和则目能辨五色矣。"这是因为肝的经脉上联于目，目的正常视觉功能依靠肝血的濡养，若肝有病变，往往表现于目，如肝血不足、目失所养，则两目干涩、视物不清或夜盲。肝火上炎，则目赤肿痛、眼睑赤烂等。临床上眼部美容多需从调肝入手。

5. 肾与面部容貌

肾与面部容貌的关系十分密切，因为肾藏精、主发育与生殖，肾中精气的盛衰直接关系着人体生长发育与生殖的能力。肾藏精，它既可受之于父母的先天之精，又能"受五脏之精而藏之"。精与气、血、津液一样是构成人体的基本物质之一，精又是维持人体生命活动的基本物质，它能化生肾气。人从幼年开始，由于肾中精气逐渐充盛，出现齿更发长的变化。发育到青春时期，肾的精气充盛产生了一种叫做"天癸"的物质，它能促进性腺的发育成熟，使男女具有性特征、呈现曲线美和青春美。进入老年之后，肾中精气衰弱，"天癸"衰少，形体也逐渐衰老。

脏腑组织起着温煦、生化作用。因此，只有肾精肾阴充足，肾气肾阳旺盛，才能从根本上使人容貌美丽、青春长驻。如肾阳不足，可使肾之本色（黑色）上泛于面，面患黄褐斑。如肾水亏损不能制火，火邪郁结于面部皮肤，则可导致面生雀斑、黑变病。如肾阴肾阳俱不足，影响脏腑生化气血的功能，出现面色黧黑、未老先衰。

肾主骨生髓，其华在发。肾主藏精，精能生髓，髓又居于骨中，骨赖髓以充养。肾精充足，则骨髓的生化有源。"齿为骨之余"，也是肾精所充养，若肾精充足，则牙齿坚固而不易脱落。精与血是互为滋养的，肾精足则血旺，血旺就能使毛发得到充分的润养，故有"发为血之余"的说法。发的营养虽来源于血，但其生机则根源于肾。肾中精气的盛衰可以从发的生长状态中反映出来，故为肾之外候。齿、发既然与肾精的关系密切，故可作为肾中精气盛衰的客观指标。

《素问·上古天真论》在论述男、女的生长发育过程时就多次提到这一点，如"女子七岁，肾气盛，齿更发长。三七肾气平均，故真牙生而长极。四七，筋骨坚，发长极，身体盛状。五七，阳明脉衰，面始焦，发始堕。六七，三阳脉衰于上，面皆焦，发始白"。"丈夫八岁，肾气实，发齿长更……三八，肾气平均，筋骨劲强，故真牙生而长极……五八，肾气衰，发堕齿槁。六八，阳气衰竭于上，面焦、发鬓颁白……八八，天癸竭，精少，肾脏衰，形体皆极，则齿发去。"

可见，齿与发是人类生长壮老的晴雨表，也是保持面部容貌的重要指标之一。

肾开窍于耳。耳为五官之一，耳聪目明也是美容的内容。《灵枢·脉度》说："肾气通于耳，肾和则耳能闻五音矣。"故聪耳多从补肾入手。

二、三阳经与面部容貌息息相关

面部是人体气血经络外荣的集中部分，是经络汇聚之处。《灵枢·邪气藏府病形》："十二经脉，三百六十五络，其血气皆上于面而走空窍，气血之津液，皆上容于面。"可见头面与全身脏腑经络有着非常密切的联系，全身各条经络多数直接或间接地上达于头面，分布于不同的部位。手三阳经止于头面，足三阳经起头面，手三阳经与足三阳经在头面部交接，诸阳经皆循行于面部，头面部为诸阳之会，面部的肌肤松弛、粗糙、水肿、皱纹早生以及痤疮、黄褐斑等均是机体气血运行不畅，或阳气不能升发至头面部，气血不荣，脏腑功能减退的表象。面部还是任督二脉交接部位，任脉主一身之阴，督脉主一身之阳，面部埋线可以整体调整阴阳平衡。面部相当于人体的末梢，刺激面部经络、腧穴，既有局部美容作用，更有全身调整作用。如刺激面部胆经、胃经后，会有食欲下降的表现。因此在临床上运用面部浅筋膜层埋线美容结合脏腑、经络、皮部循行等中医基础理论对面部容貌甚至治疗疾病都是一个新的诊疗思路。头面部为诸阳之会，诸阳经皆上于面部，尤其是足阳明胃经，多气多血，行于整个面部。所以面部主要是靠三阳经的气血以滋养之，若三阳经的脉气虚衰，尤其是足阳明胃经的脉气虚衰，面部得不到足够的气血滋养和温煦，所以面色也就变得憔悴了。许多胃病患者，大都面部萎黄无光泽，正是这个原因。所以要想面部美容就应该从三阳经，尤其是面部足阳明胃经的相关穴位入手。

《素问·太阴阳明论篇》说："阳明者，表也，五脏六腑之海也，亦为之行气于三阳，脏腑各因其经而受气于阳明。"可见，许多中老年患者，特别是中年女性，埋线治疗一段时间面色明显好转，就是因为在埋线足阳明经的穴位，可使其"行气于三阳"和"脏腑各以其经受气"的缘故。

足三里对面部皮肤气色有很好的调整作用。《灵枢·寿夭刚柔第六》说"病在阳之阳者，刺阳之合。"什么叫"阳之阳"呢？有些医家望文生义，有不同的解释，实际上这一篇已经说得很明白了，第一个"阳"是指在外属阳，第二个阳是指皮肤为阳，所以"阳之阳"就是在外在皮肤。也就是说，凡在外在皮肤的病都可以取阳经的合穴治疗，这也是为什么皮肤病常用曲池（手阳明）、足三里（足阳明）、委中（足太阳）等合穴的原因。

朱链的《新针灸学》治疗外感表证，也常用曲池、足三里、阳陵泉等穴，也是"病在阳之阳，刺阳之合"的客观实践。因为面部主要是足阳明胃经所过之处，在三阳经中，阳明经气血最多，所以刺胃经的合穴就可以治疗胃经的"阳之阳"，即面部皮肤的病症，自然也就有很好的美容与祛皱作用。足三里还是一个很好的养生用穴道，三十岁以上的人，埋线足三里穴可以使眼睛变宽变亮，会看得更清楚；因为大部分的人在四十岁以后，就开始形成所谓的"老花眼"了，眼睛可以看远，不能看近。常刺激这个穴就会变得很好，但是取穴要精确。埋线针入八分最好。

胃经气虚的患者，足三里按之虚软，埋线时针孔多呈凹陷。因是胃经虚证，应该使用补法，透皮后缓慢进针，"必一其神，令志在针"，"若行若按，若留若还，若蚊虻止"，若能出现针下搏动感，说明"气已至也，如鱼吞钩饵之沉浮"，患者也会感到自足三里至解溪穴的一过性跳动感，多数情况下，旁观者也可用肉眼观察到这一跳动。

我们的体会是，右侧足三里出现的频率高于左侧，出现这种得气反应时，埋线效果会更好。一般埋线下关、足三里配合星状神经节和人迎穴，有很好的美容效果。一次左右面色即可开始好转，穴位处的凹陷也会减轻或消失，继续埋线至 1～2 个月，面色就会明亮而有光泽和面部皱纹变浅。

三、下关穴的临床研究及在中式埋线微整形上的创新

随着现代医学的不断进展，人们发现穴位周围有大量血管神经分布。经穴与神经有非常密切的关系。在临床实践中我们发现一个以前大家美容不重视的穴位——下关穴，在面部微整形中有其独特的面部提升、紧致、祛皱、丰脸的效果，并且临床应用获得了较好的效果。

下关穴是足阳明胃经的面部腧穴，又是足阳明、足少阳经的交会穴，在临床历史上主要应用于下颌关节炎、面神经麻痹和三叉神经痛等治疗。目前，对四肢及躯体穴位的形态研究较多，而对头面部穴位研究甚少，至今尚未见对下关穴美容作用形态研究的报道。编者参考相关论文对下关穴进行由浅入深的局部层次解剖观察，并对神经元定位研究结合，为下关穴的临床埋线研究提供形态学基础。

下关穴是由多种组织构成的一种多层次立体空间结构，下关穴区由浅至深涉及的神经来源和神经纤维成分复杂，且神经周围有丰富的血管伴随。在下关穴区埋线涉及的组织结构包括皮肤、浅筋膜、腺体、深筋膜、肌肉、血管、神经等结构。实验中发现下关穴区有多层次、多来源的神经分布，可推测该区应有较强的神经传导功能。（图 2-1）

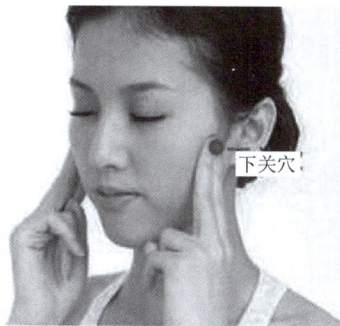

图 2-1　下关穴示意图

对下关穴区层次局部解剖观察由浅至深依次为：皮肤、浅筋膜、腮腺咬肌筋膜、腮腺、咬肌、颞骨颧突与下颌切迹之间隙、翼外肌。

浅筋膜层：所含脂肪组织较少，分布在下关穴区的血管神经有面横动、静脉，面神经的颞支和颧支。

翼外肌浅面：在下关穴区有上颌动脉及它的一些分支（脑膜中动脉，咬肌动脉，颞深动脉）的起始部，咬肌神经，颌深神经分布。

翼外肌深面：在下关穴区有下颌神经及它的一些分支（舌神经，下牙槽神经颞深神经，咬肌神经，翼外肌神经，颊神经）的起始部分布。

现代研究表明，下关穴区皮肤由颈丛的皮支耳大神经（感觉纤维）分布；浅筋膜层有面神经的颞支和颧支（运动纤维）及面横动脉和静脉走行；翼外肌表面有翼静脉丛、上颌动脉分支的起始部及包绕在动脉壁周围的交感神经丛；翼外肌深面有下颌神经及它的一些分支的起始部（舌神经、下牙槽神经、颊神经、颞深神经），这些神经均为三叉神经的运动或感觉神经；还有位于卵圆孔下方，贴附于下颌神经内侧的耳神经节（此节为副交感神经节）。总之，在下关穴区埋线涉及的组织结构包括皮肤、浅筋膜、腺体、深筋膜、肌肉、血管、神经等结构。通过以上观察可以认为下关穴是由多种组织结构共同形成的一种多层次立体空间结构，也进一步证实经脉与外周神经关系密切。

有文献报道穴位区的神经传导功能比非穴区强，在穴区与非穴区存在着不同的神经构筑。我们的实验中也发现下关穴区有多层次、多来源的神经分布，可推测该区应有较强的神经传导功能。对下关穴进行研究，结果证实下关穴与脑干的三叉神经中脑核、三叉神经节、三叉神经运动核、面神经核有直接通路投射。提示下关穴区有来自三叉神经和面神经的吻合支。可进一步推测，这些神经纤维在上行或下行传导中彼此间存在突触联系，以及这些神经元在功能上存在某种整和，从而达到治疗头面部疾病和面部提升、紧致、祛皱的目的。

临床上下关穴埋线可治疗颞下颌关节炎、下颌关节脱位、咬肌痉挛等症，而上述这些病症与咀嚼肌本体感觉传入神经元和传出运动神经元都有重要关系。传导咀嚼肌本体感觉的传导通路为三叉神经中脑核与丘脑腹后内侧核之间的多突触联系。

目前研究证明，由三叉神经中脑核发出中枢突可终止于三叉神经脊束核吻侧亚核背内侧部及三叉神经感觉主核背内侧部，最终投射于丘脑腹后内侧核。而三叉神经运动核不仅与三叉神经中脑根的侧枝组成两个神经元的牵张反射弧，也与两侧三叉神经二级纤维组成浅感觉反射弧，此外，三叉神经运动核还接受两侧皮质脊髓束的纤维，这些反射可控制咀嚼运动，执行咀嚼语言等随意运动。

除形态学观察外，许多学者对咀嚼肌本体感觉传入神经元和传出运动神经元的神经化学性质做了研究。三叉神经中脑核神经元几乎大部分是谷氨酸能神经元，谷氨酸是传入性神经元的主要兴奋性递质；且该种谷氨酸能神经元可与谷氨酸脱羧酶（GABA）、甘氨酸、P 物质阳性纤维终末形成密切接触，而 GABA、甘氨酸、P 物质都是目前公认的参与神经活动的抑制性递质或介质，一般认为它们对脑干和脊髓的神经元具有较强的抑制作用。由此可推测，咬肌、颞肌、翼肌等咀嚼肌的肌梭和牙周膜的本体感受器所传递的面部本体感觉可能在初级传入神经元（即三叉神经中脑核）的水平就受到了中枢其他来源的递质如 GABA、甘氨酸、P 物质的调节或抑制。

来自中缝核的 5-HT 能纤维向三叉神经运动核投射并与三叉神经运动核形成突触联

系。机能学研究证实 5-HT 对三叉神经运动索核的神经元主要发挥兴奋性作用，含 5-HT 的兴奋性前运动神经元与抑制性前运动神经元相互协调，共同完成对三叉神经运动核内支配不同功能的咀嚼肌群的运动神经元之间的协调，在确保面口部精确运动方面具有重要意义。

下关穴区有三叉神经中脑核的神经元纤维及三叉神经运动核的神经元纤维投射。这些纤维可通过咀嚼肌本体感觉传导通路和咀嚼肌运动传导通路而上行及下行传导。埋线下关穴区，有可能通过刺激本体感觉神经纤维和运动神经纤维，进而对本体感觉及运动神经传导通路进行调控，协调咀嚼肌运动，从而达到治疗颞下颌关节炎、下颌关节脱位、咬肌痉挛等疾病的作用。

埋线下关穴还可治疗面瘫、面神经麻痹等疾病，埋线下关穴能够有利于面神经功能恢复，而面神经的功能恢复对面肌具有神经营养作用，从而有效地治疗面瘫以及面部下垂、松弛、塌陷、皱纹。面肌除由运动神经营养支配外，感觉神经也可以减轻肌肉去运动神经支配后的肌萎缩，面肌感觉由三叉神经传入，面神经核亦接受来自三叉神经的二级感觉纤维。正常的三叉神经支配可使面部肌肉在去运动神经支配后，肌肉收缩蛋白降解速度变缓，为神经再支配肌肉功能的恢复奠定基础。可以推测，埋线下关穴能够刺激来自三叉神经的感觉纤维，以达到协同治疗面瘫以及面部下垂、松弛、塌陷、皱纹的作用。

腧穴的功能不是孤立的，下关穴的功能与其所属经络"足阳明胃经"的功能是统一的。足阳明胃经每个穴位传入神经元在脊髓胶状质和脑干都具有多个节段分布。相邻部位的穴位具有相同或相互重叠的节段分布，一个穴位的传入神经终末可与多个穴位相互重叠。作为下关穴，其功能既具有特异性又与足阳明胃经的整体功能高度统一。

有大量临床实践案例表明，下关穴埋线后面部提升、紧致、祛皱、填充的有效性与该穴位所在区域的形态结构密切相关，穴位形态实质同血管、神经关系十分密切，微血管可能是穴位形态的重要物质基础之一。穴位不是由一种组织结构组成，而是由肌肉、筋膜、神经、血管及淋巴管等多种组织共同构成的一个多层次的空间结构，即穴位是立体构筑的。腧穴是通过筋膜结缔组织发生作用的。

在临床中我们发现，正确进针能够解决客人面部下垂、松弛和皱纹减少，是下关穴（蝶腭神经节）受到植线刺激改变了局部神经功能低下和体质问题的结果，在治疗疾病的同时，迅速改变了局部血液循环和疏通经络功能，从而使面部下垂、松弛、皱纹可以迅速改善，新陈代谢功能提高。因此蝶腭神经节具有交感和副交感神经纤维支配，就必然同时具有此两种神经纤维所起的完全相反的作用。在健康状态下它们互相制约，随时调节，以维护两者之间的平衡，用中医理论来解释，也就是阴阳平衡的作用。阴阳可互为消长，这与交感及副交感神经的功能完全吻合。由于局部炎症水肿等病变，下关穴的平衡关系被打乱，发生阴阳失衡，甚至长期失调，导致面部缺血致气血不足引起面部下垂、松弛、皱纹、塌陷。通过埋线下关穴对交感神经节前纤维和副交感神经系统电生理的调节，达到了使面部迅速提升，紧致、祛皱和填充的一步到位

四、面部可以美容祛皱穴位

百会穴——预防过量饮食、便秘。左右两耳洞向上升，在头部连结后的那条线的顶点，即是百会穴。刺激它可以起到安定精神，预防饮食过量的作用。

攒竹穴——缓和眼睛的疲劳和浮肿。眉头下方凹陷之处即是。眼睛疲劳以及头痛，都会引起眼部四周的浮肿。刺激此穴位可以缓和不适。（图2-2）

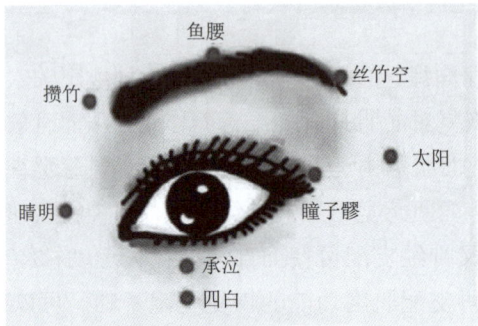

图 2-2 眼周围美容常用穴位

太阳穴——消除眼睛疲劳、浮肿。眼睛与眉毛间的侧面，向后约一横指处，快接近发际处。刺激此穴位可促进新陈代谢。

承泣穴——眼袋松弛。位于眼球正下方，约在眼眶骨附近。由于有胃下垂的人眼袋容易松弛，刺激此穴能提高胃部机能，从而防止眼袋松弛。

球后穴——提高小肠的机能。眼尾正下方，脸颊头下处。能调整小肠机能，帮助吸收。

迎香穴——减轻肩膀酸痛及鼻塞。眼球正下方，鼻翼的旁边即是。此穴位不仅可以消除眼部浮肿、预防肌肤松弛，还能减轻肩膀酸痛。

颊车穴——消除脸颊的浮肿。沿脸部下颚轮廓向上滑，就可发现一凹陷处，即为此穴位。它可以有效消除因摄取过多的碳水化合物所造成的肥胖。

地仓穴——抑制食欲。嘴角旁约0.5cm处即是。胃部如果持续处于高温状态，就会促进食欲，所以此穴的功能是降低胃温、抑制食欲。

承浆穴——消除面部浮肿。下唇与下颚的正中间凹陷处即是。它能控制内分泌腺的分泌，保持肌肤的张力，预防脸部松弛。

天突穴——促进水分的排除。位于喉斜下方肌肤的内侧。它能刺激甲状腺素分泌，促进新陈代谢，去除脸部多余的水分。

五、星状神经节

体表定位：先沿胸锁关节锁骨上缘向内侧触摸到气管外缘，再沿气管向上2cm左右，并平行于气管外缘触及颈外动脉搏动。

星状神经节是由第 6、7 颈部神经节构成的颈部节和第 1 胸神经节融合而成，有时还包括了第 2 胸神经节和颈中神经节，其节后纤维广泛分布 C3～T12 节段的皮肤区域。在功能上属于交感神经节。星状神经节埋线是一种微创治疗方法，是将生物蛋白线植入在含有星状神经节的疏松结缔组织内而阻滞支配头面颈部、上肢及上胸部交感神经的方法。

1. 星状神经节埋线对自主神经系统的影响

研究表明，反复进行星状神经节埋线刺激，对自主神经是一种复活锻炼，血中去甲肾上腺素（NE）是反映交感神经活性的敏感指标，星状神经节埋线对交感-肾上腺系统的兴奋具有一定的抑制作用。研究发现疼痛、癌症、更年期综合征患者行星状神经节埋线后血清中的去甲肾上腺素明显下降，但仍在正常值范围内。而正常人行星状神经节埋线后，血浆中去甲肾上腺素的浓度虽有所改变，但差异不显著，可见星状神经节埋线只抑制增高的交感神经活性，恢复交感–迷走神经的平衡功能。

2. 星状神经节埋线对心血管系统的调节作用

星状神经节埋线可以改善异常的血液流变学指标，包括降低全血黏度及红细胞压积等而加快血液循环。研究发现星状神经节埋线后大约 5min 即可出现血管扩张，15min 后血流量增加 75% 达高峰，并可持续 70min，20min 后血流速度增加 58%，持续 60min，血管径增加 7%。临床上采用星状神经节埋线用 He - Ne 激光血管内照射疗法治疗脑血栓病人，可提高体内抗氧化指标，降低自由基含量，激光使血液内各种成分不同程度地被激活，而星状神经节埋线可以扩张血管，改善梗死部位血流，增加局部氧含量及被激活的清除酶含量，起到抑制和阻断自由基连锁反应和减少清除酶消耗的作用，同时又将局部产生的大量的自由基分解代谢清除，从理论上讲可减轻梗塞死周围神经细胞缺血性损害并促进其生理功能的恢复。此外，在雷诺病、心绞痛、心肌梗死等心血管疾病的治疗中也有应用。

3. 星状神经节埋线对内分泌系统的影响

神经系统与内分泌系统是紧密联系的，交感神经的紧张程度影响多种内分泌腺的分泌。松果体在一昼夜中周期性分泌松果体素（又称褪黑素），影响人体的睡眠与觉醒。临床观察证实用利多卡因进行星状神经节阻滞能够改善睡眠，治疗失眠。星状神经节埋线可明显降低疼痛患者血中皮质醇、醛固酮、血管紧张素Ⅱ、5-HT、P 物质的含量。由此不难看出，星状神经节埋线可调节异常变化的内分泌系统。

4. 星状神经节埋线对免疫系统的影响

免疫功能在机体防御，自身内环境稳定及调节过程中起着至关紧要的作用，星状神经节埋线治疗慢性非特异性溃疡性结肠炎时发现，红细胞免疫功能，淋巴细胞转化率等功能明显改善。

星状神经节埋线对内分泌系统紊乱所致疾病治疗快且效果好，它不仅可有效调节机体内分泌的平衡，纠正紊乱，尚可增强机体免疫力。

星状神经节埋线通过抑制交感神经，显著增加头面颈部的血流量，改善微循环，增加新陈代谢，促进面部血液循环系统，修复面部下垂、皱纹皮肤。埋线植线星状神经节是一种中西合璧的治疗方法，使用中医植线的治疗工具，穿透表层的经络穴位，直接深刺西医解剖位置中的星状神经节来迅速治疗疾病。比以前人们使用针灸针刺激简单，长效且作用更好。所以，植线星状神经节可以起到良性的双向调节的作用，正如《黄帝内经》所言："阴平阳秘，精神乃治"。因此星状神经节具有交感和副交感神经纤维支配，就必然同时具有此两种神经纤维所起的完全相反的作用。在健康状态下它们互相制约，随时调节，以维护两者之间的平衡，用中医理论来解释，也就是阴阳平衡的作用。阴阳可互为消长，这与交感及副交感神经的功能完全吻合。

星状神经节埋线对面部下垂、松弛、塌陷、皱纹是一种疗效肯定、副作用小、且简便易行的科学治疗新方法。

一般中式埋线微整形是在面部问题部位进行埋线，我们注意到，问题面部埋线部位都有相关中医穴位，也就是中式埋线微整形解决面部问题不单单是一个线体提升、紧致填充的理论，它还有更深层的中医理论，刺激面部这些穴位还可以做到疏通经络、调和气血，使面部血液循环系统重新调整，祛瘀生新，恢复青春活力，同时面部这些穴位还可以通过经络调理全身脏腑功能，我们的脏腑功能正常了，身体就会健康，身体健康了，面部就会白里透红，人就显得精神焕发、神采奕奕，精气神的改变，才是一个人年轻漂亮的重要标志。

第四节　面容与健康

俗话说"健不健，看容面"。人的面容，不但是七情表演的"舞台"，也是反映体内健康的"窗口"。所以察言观色不失为早期发现疾病的一种重要而简便的方法。一个人的健康隐患全写在脸上，下面介绍10种面相与身体健康关系。（图2-4）

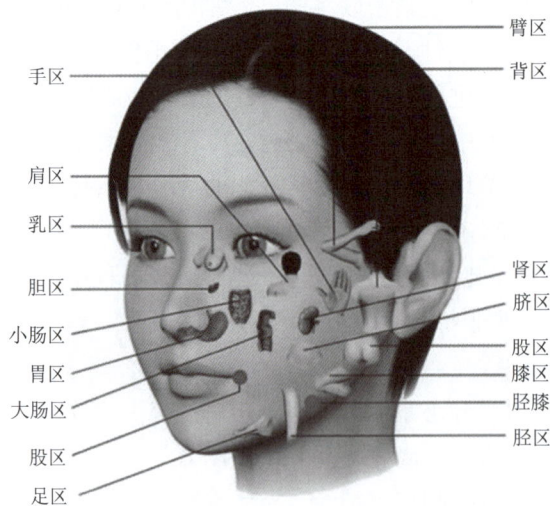

图2-4　面相分区

1. 急性病面容

表现为面部潮红，呼吸急促，鼻翼扇动，表情痛苦，烦躁不安等。中医认为常见于大叶性肺炎、疟疾等。

2. 慢性病面容

表现为面容憔悴，面色灰暗或苍白，目光暗淡，神疲力乏等。中医认为属正气衰弱之虚症；西医认为多见于慢性消耗性疾病。如恶性肿瘤、慢性肝炎、肝硬化、结核病等。

3. 贫血面容

表现为面色苍白，唇舌色淡，神疲乏力，心慌气短等。中医认为属气血不足之虚症；西医认为多见于贫血。

4. 甲状腺功能亢进面容

表现为眼球凸出，眼裂开大，双目圆瞪，目光惊恐，面黄肌瘦，兴奋不安，烦躁易怒等。中医认为是肝气郁结，日久化火，肝阴不足，肝阳上亢；西医则看作是甲状腺功能亢进症的典型面容。

5. 肢端肥大症面容

头颅增大，脸部变长，下颌大而前突，颧部突出，眉弓隆起，耳鼻增大，唇舌肥厚，牙齿稀而错位等。此面容多见于肢端肥大症。

6. 结核病面容

表现为面色苍白，颊红如胭脂，消瘦。此面容多见于肺结核活动期。

7. 肾病性浮肿面容

表现为面色苍白浮肿，皮肤紧而干燥，眼睑浮肿尤以晨起最为显著，且额部多有指压凹征。此面容除见于各种肾病外，也见于心力衰竭、营养不良、面部血管神经性水肿、严重哮喘、百日咳等。

8. 增殖体面容

表现为张口呼吸，鼻外形发育不良，鼻根宽平鼻翼萎小，口唇厚短，上唇上翻，鼻唇沟浅，下颌不发达，口齿不清，听觉不良，无神，表情呆滞。此面容见于小儿增殖体肥大症。

9. 肌病面容

表现为眼不能开也不能闭，处于半张的状态，或不能皱额，嘴唇肥厚突出，下唇下挂，不能闭口。此面容见于肌营养不良症或重症肌无力。

10. 先天愚型面容

表现为外眦过高，眼裂向外上方倾斜，眼球突出或斜视或震颤；鼻根部低平，鼻孔朝上。

第三章

中式埋线微整形临床应用

正确接受了微整形术的人，不仅可以变美，还可以让人增强自信心，体验快乐，有益于成功，有益于获得幸福生活，由此会平均增加寿命 3～5 岁，增加收入 7%～20%。微整形改变不好的相貌改善一个人不好的气质，从而获得更好的幸福指数，好运连连。

第一节　中式埋线微整形的埋植材料

中式埋线微整形技术中离不开的是埋植材料。中式埋线微整形主要依赖于埋植材料对组织一定时间的刺激，广义上来说，凡是能够对组织产生刺激，而且对机体无害的材料均可以成为中式埋线微整形埋植用材料。一般来说，作为埋植材料应该符合以下特征。

（1）中式埋线微整形材料首先应该是对机体无害的，不管是材料本身还是其分解产物不得对全身器官或局部产生损害。

（2）中式埋线微整形材料应该在体内被机体吸收。中式埋线微整形所需要的是埋植材料在一定时间内的组织刺激，随着时间的延长，材料应该可以被机体的酶分解，并排出体外。

（3）中式埋线微整形材料产生的刺激是可以控制的，埋植材料要求有一定的降解时间、刺激强度和硬度，这些特征能够通过不同的材料配方而实现。

（4）中式埋线微整形材料尽量选用不含有胶原蛋白的线体，以免引起排异和感染等不良反应。

近年来，新型中式埋线微整形材料产品层出不穷，给中式埋线微整形技术注入了活力，韩国率先应用螺旋栓（PDO 商品名"美人线"），在微整形发展方面创造一个好的开端。但是螺旋栓是单股线，线号粗了感觉僵硬，不舒服。只好应用很细的线号，需要很多条线，而且提升、填充的效果并不好，紧致作用还可以，其成本相对比较高。以后我们应用了 PGA 生物蛋白线，采用发际线路入，对问题面部的皱纹、塌陷、下垂、

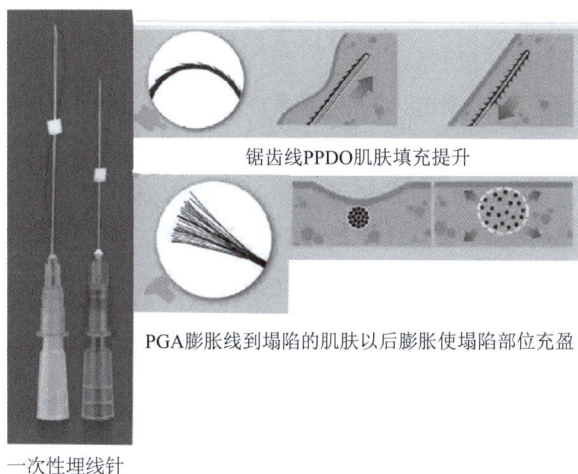

锯齿线PPDO肌肤填充提升

PGA膨胀线到塌陷的肌肤以后膨胀使塌陷部位充盈

一次性埋线针

图 3-1　中式埋线微整形的针和线

松弛取得了很好的微整形效果，并且没有任何副作用和排异反应，它的吸收期是 180 天，所以埋线在 20～180 天就可以看到一天比一天美丽漂亮的效果，一般 3 个月以后修复一次，45 岁以下者 2～3 年面部都会保持在一个容光焕发的状态，受到了广大爱美人士的称赞。

目前中式埋线微整形专用埋线针不仅大大减少了埋线形成的创伤，而且避免了传统整形的全身麻醉、手术切口和缝合过程。新型生物医学材料的应用则拓展了中式埋线微整形植入材料的选择空间，为中式埋线微整形技术发展带来了新的机遇。

中式埋线微整形生物蛋白新材料优势明显，生物可降解材料是一类以医用为目的，用于和活体组织接触且具有可被人体吸收、分解并排出体外功能的材料，主要分为天然可降解性高分子材料和合成可降解性高分子材料。其中合成可降解性高分子材料是目前组织工程用生物材料的主要研究对象，其中以聚交酯系列材料为主，这类材料降解速度和强度可调，一般用于人体可吸收缝合线和人体组织工程材料。传统埋线疗法所使用的胶原蛋白线实际上也是一种可降解性高分子材料，但其中的胶原蛋白易引起组织发炎，并容易产生抗原抗体反应，在体内的适应性并不理想。

目前常用的合成可降解材料有聚乙醇酸（PGA）、聚己内酯（PCL）、聚乳酸（PLA）以及聚乳酸乙醇酸共聚物（PGLA）等，这些微整形材料原料来源于玉米和甜菜等天然植物，一般经体内水解酶的作用降解，其中间产物羟基乙酸和乳酸均为体内正常糖代谢产物，聚乙醇酸（PGA）最终在体内分解为二氧化碳和水。经处理后有一定的柔韧度，对人体无毒、无积累，很少出现排异反应和皮下结节，所以制成中式埋线微整形材料植入体内，产生体内填充、提升、紧致等组织持续刺激，发挥治疗作用，是一种在医学上很有应用前景的高分子生物医用材料。不仅如此，聚乙醇酸（PGA）共聚物随着其共聚比例的不同可以形成各种临床需要的材料供中式埋线微整形选择，例如材料硬度、吸收时间、刺激强度等，为发展中式埋线微整形提供了多种选择。

生物医学材料对组织的作用并非仅仅是对埋线刺激的一种简单替代。从临床需要来看，未来可以在现有材料基础上进一步加以改造，除了产生类似于"长效"的物理刺激外，将来还可以赋予植入材料更多的功能内涵，更好的应用于临床中式埋线微整形；从治疗机制上来看，中式埋线微整形形成的填充、提升、紧致长效刺激，必然不单单同于针灸针产生的刺激和治疗效应，可以通过基础研究进一步确定和优化埋线治疗和中式埋线微整形模式；从发展前景来看，随着经络和中式埋线微整形实质研究的进一步阐明，也必将研制出与之更加相适应的生物材料。因此，中式埋线微整形将在新型生物材料方面和临床应用上不断发展，成为中式埋线微整形学发展的重要方向之一。

一、聚乙醇酸新型生物蛋白线

聚乙醇酸（PGA）是目前最有开发价值和应用前景的微创埋线专用生物医学材料之一，具有良好的生物相容性和可控性，埋植后可以在一定时间内被人体吸收。聚乙醇酸（PGA）线体克服了传统胶原蛋白线吸收周期短和人体排异的缺点。PGA的化学名为聚乳酸-聚乙醇酸，由9份乙交酯（PGA）共聚而成。PGA在体内一般经体内水解酶的作用降解，其中间产物聚乙醇酸和乳酸均为体内正常糖代谢产物，PGA最终在体内分解为二氧化碳和水。此外，PGA还具有刺激小和时间可控、组织反应小、无蛋白免疫反应和吸收作用好等优点。聚乙醇酸的应用主要表现在生物医学和生态学两个方面。

很显然，在微整形埋植材料的发展方面，我们还有相当多的研究工作需要开展。除了制备工艺上需要满足临床降解时间和刺激强度可控的要求外，材料和组织的相互作用、起效时间和效果持续时间均需要深入研究。采用不同的组织刺激材料，控制刺激时间和强度，可以在一定程度上进行面部形成的填充、提升、紧致长效刺激和脏腑经络相关的定性甚至定量研究，然后根据微整形埋植材料的量效关系，对不同的问题面部给予不同的埋植材料和刺激量，从而实现微整形埋线的个体化和标准化。

生物材料学发展与微整形美容医学的结合形成一个新的发展机遇，应用适合临床需要、改进治疗模式、减少微整形埋线痛苦、便于患者治疗的新器具和新材料已经成为中式埋线微整形发展的必然。微整形埋线医学的发展也必然促进美容事业的发展。埋线材料通过控制材料的成分、降解速度可以在一定程度上实现无痛、无副作用、疗效持久，使得中式埋线微整形更加易于推广应用，在临床和基础研究方面，可以实现研究成果的可重复性、继承性以及可比较性。因此，微整形埋线在美容塑形的研究和发展中具有重要的地位，并最终成为微整形美容方面一个重要发展方向。

可吸收PGA生物蛋白线相关资料：

1. 成分

可吸收PGA生物蛋白线基本成分为聚乙醇酸经共聚制成，线体可经水解被人体吸收，吸收性能稳定，其水解代谢物对人体无不良影响。

2. 性能

本产品具有极佳之柔韧性能与韧性，生物蛋白线线体柔软滑爽，植入过程中组织拖拽力高，牢固、操作便利。

3. 抗张强度

线采用多股紧密编织而成，抗张强度符合标准要求。

4. 吸收

线植入组织后可经简单水解过程被人体吸收，不同组织在吸收上略有差异，一般植入组织 15 天后开始被吸收，30 天后开始是被大量吸收，180 天完全被吸收。

5. 生物相容性

线植入组织后，组织反应和纤维连接组织生长极小。对人体无刺激、无致敏反应、无细胞毒性、无遗传毒性。

6. 规格

线径规格有 3-0#、2-0#、0#、1#、2#，基本线长为 45cm、60cm、70cm、75cm 等，可根据临床中式埋线微整形需求采用特殊长度线。

7. 产品执行标准

YZB/国 0351-2005《可吸收合成缝合线》。

8. 产品用途

主要以线材在脸部皮肤 的 3G 空间中进行埋植，产生固定及拉提的短期效应外，线材对于面部皮肤 的作用，又会随着时间推移，渐渐产生长期的提升、紧致等效果，长达 6 个月的时间在皮肤里刺激皮肤真皮层的胶原蛋白和弹力胶原生成，让皮肤长达 1～2 年充满生理弹力和润泽，刚好符合四个维度的 4D 概念。

9. 应用范围广

面部填充、提升、紧致不只用于全脸的提升，根据经验尚可应用于：抬头纹、皱眉纹、鱼尾纹、眼下细纹、泪沟、苹果肌、法令纹、口周纹、木偶纹、脸颊拉提、下颌线拉提、双下巴、颈纹、改善肤质、恢复皮肤生理弹性等。

10. 适用对象

强力改善松弛下垂肌肤，使肌肤向上拉提，达到面部提升，向上拉提改善法令纹、口角纹、脸颊、前额、提眉、拉长丰满下巴等，适合 25～70 岁年龄者使用。

11. 存储及运输要求

产品应存储于相对湿度不大于 80%、无腐蚀性气体、温度低于 25℃、清洁和通风良好的室内环境中、尽量避免高温、高湿和阳光直射，运输中应防止破损和潮湿。

12. 有效期

可吸收性合成（PGA）生物蛋白线在遵守存储规定的时间，自灭菌之日起，有效期为三年。

13. 使用方法及操作顺序

（1）使用前准备：①选择适合的产品；②检查产品的有效期和外包装情况；③熟记产品的使用方法。

（2）操作方法及使用方法：①根据适用部分选择适合的线体规格；②对施术部位进行严格消毒；③将生物蛋白线完全植入施术部位；④拔出埋线针，并在针孔处使用修复膏。

（3）使用后的保管与处理方法：①本产品为一次性产品，禁止重复使用；②使用后的注线针必须废弃，并妥善处理。

目前使用韩国生产的 PGA 提升系列产品以更加安全、有效、快速且创伤小、恢复期短的优点，受到众多整形医院和患者的好评与青睐。产品不仅获得了韩国国内的 KFDA、GMP 安全体系认证，还有欧洲 CE 安全体系认证，可以放心使用。产品推出至今，不仅在韩国本地销售火爆，更是受到包括中国、瑞士、西班牙、俄罗斯、加拿大、日本、香港在内的多个国家的追捧。

二、聚丙烯锯齿线

聚丙烯锯齿线（PPDO）是一种新型的提升面部皮肤及软组织松弛下垂的材料，是将强度较高的聚丙烯缝线经精细加工，两端制成细微的向中央倾斜的锯齿，这些锯齿可以使得该线在软组织里只能顺利地向一个方向行进，反方向行进时，线上的锯齿张开，从而阻止其回退，并固定于组织中利用聚丙烯锯齿线两端相反方向的锯齿使下端松弛的组织向上提升并固定在上面的组织中，提拉松弛的面部形态。

聚丙烯锯齿线是由一种特殊的缝合材料制成的线，它的边缘比较倾斜，末端比较锋利，呈锯齿状。埋线术时，用特殊器械微创表皮，将该线导入皮下浅筋膜层组织，聚丙烯锯齿线上每一个小齿都恰好紧贴并支撑着软组织的某一特定部位。聚丙烯锯齿线的形状使得该线在软组织域面能够牢固地支撑住皮肤组织，使面部松弛的软组织得到支撑和提升，从而塑造一个新的面部轮廓。植入的聚丙烯锯齿线会形成瘢疤结构的缠绕组织，使锯齿的边缘部分覆盖了许多纤维壳，从而达到收紧皮肤、提升下垂皮肤的效果。

聚丙烯锯齿线主要特点：操作简单、安全、效果明显、表面无痕、恢复期短、患者无痛苦，不满意可还原，一看即会，不开刀、不手术、只需 30 分钟完成，立刻见效，定格后，看不出除皱痕迹，维持时间通常可达 8～10 年，此技术是向传统拉皮除皱术的挑战。

聚丙烯锯齿线安全性：无副作用，对人体不产生毒性反应，组织相溶性好，不引起人体排异反应，此产品由正规厂家生产，获手术用线专利，为完全无菌设施认证企业，医疗器械专门供给企业，术后无任何后顾之忧。

聚丙烯锯齿线适用范围：除鼻唇沟纹，提升收紧面部下垂、颈部松弛下垂、乳房下垂、眉毛下垂、腹部下垂、臀部下垂等。

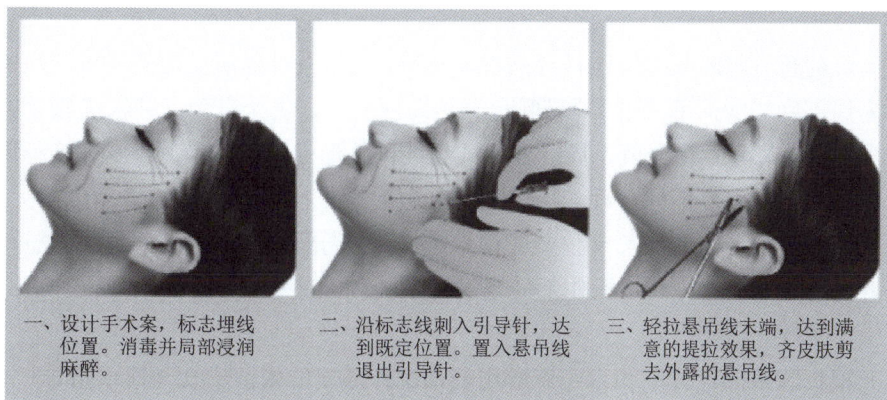

一、设计手术案，标志埋线位置。消毒并局部浸润麻醉。 二、沿标志线刺入引导针，达到既定位置。置入悬吊线退出引导针。 三、轻拉悬吊线末端，达到满意的提拉效果，齐皮肤剪去外露的悬吊线。

图3-2　PPTO 聚丙烯锯齿线使用示意图

聚丙烯锯齿线功效：聚丙烯锯齿线提升除皱术优点就是创伤小，手术结束以后的恢复速度快，可以减少疼痛感等。聚丙烯锯齿线的重要作用是使面部的皮肤上提，同时达到除皱的效果，与其他除皱的技术区别就在于主要就是利用线体提升技术来有效的提升鼻唇沟以及腮颊部下垂组织，这样就可以有效的消除鼻唇沟，最终达到一个拉紧皮肤并且收缩肌肉的效果，让埋线后的皮肤发达到光泽、细腻以及美白，富有弹性等。

聚丙烯锯齿线术加强了面部的整体提升感，在提升脸颊的下垂组织，鼻唇部位的皱纹也可以同时消失，也有效的解决了眼角下垂。再配合以眼袋去除术，可整体重现无凹陷、无鼻唇沟、无羊腮、无眼角下垂组织、无眼袋的"五无"年轻容貌。只需一至二次埋线术，即可达到减龄10岁的效果，效果立竿见影。

第二节　中式埋线微整形的麻醉技术

完善的麻醉是微整形手术的基本保障，中式埋线微整形同样没有例外。由于中式埋线微整形施术部位的广泛性和施术种类的复杂性，以及患者群体的特殊性，构成了中式埋线微整形术麻醉的与众不同之处。但安全无痛是麻醉工作永恒的主题，也是麻醉工作者始终孜孜以求的目标。因此，在中式埋线微整形施术麻醉工作中，理应首先建立中式埋线微整形术麻醉工作制度，严格遵守麻醉工作规范；从事中式埋线微整形术麻醉的人员，除了应了解中式埋线微整形术的内涵，充分认识中式埋线微整形术麻醉的特点外，还应具有全面的麻醉生理学、麻醉解剖学、麻醉药理学等麻醉基础理论知识，具备熟练的临床麻醉操作技能和及时处理麻醉并发症的应对能力。只有这样，才能保证中式埋线微整形术的顺利实施，从而满足中式埋线微整形患者心理和生理的需要。

（一）局部麻醉

用局麻药暂时阻断某些周围神经的冲动传导，使这些神经所支配的区域产生麻醉作用，称为局部麻醉（简称局麻）。局麻是一种简便易行、安全有效、并发症较少的麻醉方法，并可保持患者意识清醒。局麻在中式埋线微整形术中应用最为广泛。施行局麻时应熟悉局部解剖和局麻药的药理作用，掌握规范的操作技术。

中式埋线微整形术的局部麻醉一般由术者操作。局部麻醉下的中式埋线微整形术要保证患者舒适无痛，则每一步操作都应当对患者的刺激最小最安全，所以操作者必须遵守以下操作常规和原则。

（1）根据施术部位大小和术中麻醉用药情况作必要的术前进食与饮水指导。

（2）较大的局麻中式埋线微整形术和高度精神紧张的患者要用镇静药。

（3）尽可能使用一次性局麻器具，选择局麻药前检查药物名称、浓度、剂量和有效期，计算安全剂量。

（4）将患者置于舒适的体位，使之乐意接受局麻操作。

（5）熟悉局部解剖学，正确选择进针点，用 4 号或 4 号半针头作皮丘，再根据不同的局麻方法选择不同型号针头作进针，做到操作准确，动作轻柔。

（6）注药时要养成做回抽试验的习惯，必须做到回抽无血、无气，方可注药。神经从麻醉时每注药 5ml 抽回血一次。

（7）测试麻醉效果，麻醉可靠后才可进行手术，麻醉不良时要合理追加局麻药或使用麻醉辅助药。

（8）局麻术中，中式埋线微整形医师应与患者作简明对话，以判断患者的全身情况。

中式埋线微整形术常用的局麻方法有表面麻醉、局部浸润麻醉、区域阻滞、肿胀麻醉和神经阻滞。

1. 表面麻醉

将穿透力强的局麻药施用于皮肤及黏液表面，使其透过皮肤及黏液而阻滞位于皮肤下的神经末梢，使皮肤及黏液产生麻醉现象，称表面麻醉。面部、颈部、腹部、眼、鼻、尿道等处的浅表手术常用此法。面部、颈部、腹部、鼻部用麻醉膏皮肤表面涂敷法、眼用滴入法、尿道用灌入法。常用药物为 1%～2%利多卡因或 1%～2%丁卡因。因眼结合膜和角膜组织柔嫩，故滴眼需用 0.5%～1%丁卡因。尿道黏液吸收局麻药较快，应减少剂量。目前中式埋线微整形常用的表面麻醉膏外用比较多，适用于大部分 PDO 美人线埋线，但是麻醉效果不尽人意，很多人还是不适应。

2. 局部浸润麻醉

将局麻药注射于中式埋线微整形术区的组织内，阻滞神经末梢传导神经冲动而达到麻醉作用，称局部浸润麻醉。基本操作方法是：先在需要中式埋线微整形术一端进针，针的斜面向下刺入皮内，注药后形成橘皮样隆起，称皮丘。将针拔出，在第一个皮丘的边缘再进针，如法操作形成第二个皮丘，如此在进针线上形成皮丘带。再经皮丘向皮下组织注射局麻药，即埋线进入皮肤和皮下组织。上述操作法的目的是使患者只在第一埋线口入针时有痛感。

局部浸润麻醉时应注意：①注入组织内的药液需有一定容积，在组织内形成张力，借水压作用使药液与神经末梢广泛接触，从而增强麻醉效果。②为避免用药量超过一次限量，应降低药液浓度，例如用 1%利多卡因。③每次注药前都要回抽，以免误注入血管内。④药液中含肾上腺素浓度 1:（20 万～40 万）（即 2.5～5μg/ml）可减缓局麻药的吸收，延长作用时间。

3. 区域阻滞

包围中式埋线微整形施术区，在其四周和底部注射局麻药，阻滞通入施术区的神经纤维，称区域阻滞。用药同局部浸润麻醉。其优点为：不致因局部浸润药液后，使施术区局部解剖难以辨认而增加埋线难度。目前中式埋线微整形应用这种麻醉方法不多。

4. 神经阻滞

在神经干、丛、节的周围注射局麻药，阻滞其冲动传导，使所支配的区域产生麻醉作用，称神经阻滞。神经阻滞只需在一处注射局麻药，即可获得较大的麻醉区域。但有引起严重并发症的可能，故操作时必须熟悉局部解剖，了解进针部位针所要经过的组织以及附近的血管、脏器和体腔等。

中式埋线微整形施术常用的神经阻滞有头面部神经、颈神经丛及面神经阻滞。局麻药可用丁卡因，也可用利多卡因、布比卡因和罗哌卡因。

（1）头面部神经阻滞：多数头面部神经阻滞体表标志明显，容易实施操作，麻醉范围可覆盖大部分头面部施术区。

①眶下神经阻滞：眶下神经起源于上颌神经，它从眶下穿出至下眼睑部位，并分为鼻外侧神经、鼻内侧神经、上唇神经及上牙槽前神经。这一区域神经阻滞可麻醉下眼睑、鼻外侧部分、上唇皮肤、口腔黏液及上切牙。

阻滞方法：在眶下缘中点下方距面部中线 5cm 处垂直进针，在眶下孔附近即可注药 2～5ml。最常见的并发症为局麻药注入眼眶内导致眼内压增高，产生视觉障碍。通常，局麻药引起的症状会随药物吸收而逐渐减轻，但若继发出血（如球后血肿）则应及时进行诊治。

②颏孔与眶上孔、眶下孔神经阻滞：下牙槽神经的终末分支形成下切牙神经和颏神经。颏神经阻滞可麻醉下唇（包括黏液部分）和颏部皮肤的感觉。（图3-3）

阻滞方法：颏孔与眶上孔、眶下孔都在距面部正中线2.5cm的同一直线上。颏孔的位置可因年龄不同、牙列状态不同而不同。幼儿的颏孔靠近第一磨牙下方的下颌骨下界，中年人的颏孔则位于第二前磨牙下方

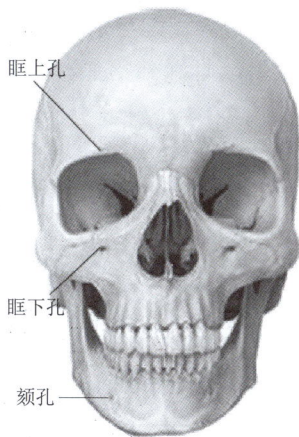

图 3-3 眶上孔、眶下孔、颏孔示意图

眶上孔

眶下孔

颏孔

的下颌骨骨体中部，老年人随着下颌骨的萎缩颏孔较靠近下颌骨的上界。辨认颏孔位置后，进针达颏孔处遇骨质感，回抽无血后注药 0.5～1ml。

（2）颈神经丛阻滞：颈神经丛由 C1～4 脊神经组成。脊神经出椎间孔后，经过椎动脉后面到达横突尖端，过横突后分支形成一系列的环，构成颈神经丛。颈神经丛分深丛和浅丛，支配颈部肌组织和皮肤。深丛在斜角肌间与臂丛神经处于同一平面，并同为椎前筋膜所覆盖。浅丛沿胸锁乳突肌后缘从筋膜下穿出至表面，分成许多支，支配皮肤和皮下组织、颈阔肌、胸锁乳突肌的感觉。C1 主要是运动神经，故阻滞时不需考虑此脊神经。中式埋线微整形术一般只需作颈浅丛阻滞即能满足要求。

阻滞方法：患者仰卧，头转向对侧。在胸锁乳突肌后缘中点垂直进针至皮下，注射 1%利多卡因 6～8ml；或在此点注射 3～4ml，再沿胸锁乳突肌后缘向头侧和尾侧各注射 2～3ml。浅丛阻滞并发症很少见。

（3）面神经阻滞麻醉：面神经是以运动神经为主的混合神经，主要支配面部表情肌和传导舌前 2/3 的味觉及支配舌下腺、下颌下腺和泪腺的分泌。面神经核位于脑桥，分为上下两部分，上部分受双侧大脑皮质运动区的支配，并发出运动纤维支配同侧颜面上半部的肌肉，核的下半部分仅受对侧大脑皮质的支配，并发出运动纤维支配同侧颜面下半部的肌肉。中式埋线微整形一般应用于面部提升的施术在面神经实施神经阻滞麻醉，麻醉面神经以后没有了疼痛感觉，以利于埋线顺利进行。（图 3-4）

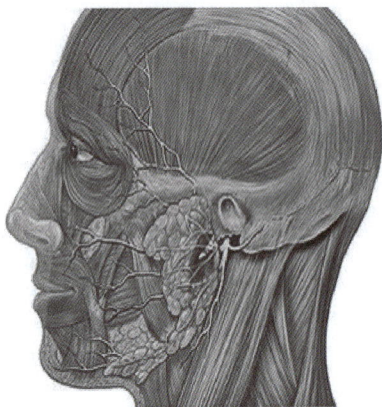

图 3-4　面神经解剖示意图

面神经干从茎乳孔穿出至进入腮腺以前的一段，位于乳突与外耳道之间的切迹内。段长 1～1.5cm，向前经过茎突根部的浅面，此段虽被腮腺所遮盖，但尚未进入腮腺实质内，故可在此处显露面神经主干，面神经阻滞即可在此处进行。患者取侧卧位患侧向上，以乳突与下颌角连线的中点为进针点，进针与前额呈平行方向刺入 3～4cm。当抵达茎乳孔，针尖接触到面神经时，即引起耳深部疼痛、麻胀感，可出现面肌松弛。然后将麻醉液注入 3ml，拔出进针，按压 3～5 分钟，面肌有 2～4 小时暂时性麻痹，以后自行消失。

第三节　面部中式埋线微整形的术前准备及注意事项

一、治疗室常用的物品准备

1. 布类物品

布类物品有手术衣和各种一次性手术单，用于建立无菌区。各种布类用品制作时要选用耐高温、高压的棉布，颜色多用白色或蓝色。手术床单有大单、中单、手术巾、孔巾和各种包布。将手术巾按一定的方法折叠，便于施术中展开铺巾。现有纸质手术衣、手术单等，已由商家灭菌处理，可直接使用。优点是一次性使用，减少了交叉感染机会。

2. 敷料类

敷料类有纱垫、纱布、棉片、棉球等，这些须用脱脂纱布或棉花制作，以增加吸水性。干纱布垫用于切口的护皮。

盐水纱布垫用于保护术中暴露的五官防止损伤。纱布块用于术中拭血。棉球用于洗涤伤口。棉签用于涂擦药物或采集标本。

3. 治疗室物品的消毒与灭菌

灭菌系指杀灭一切活的微生物。灭菌法一般是预先用物理方法，彻底消灭掉与手术区或伤口接触的物品上所附带的微生物。有的化学品如甲醛、戊二醛、环氧乙烷等，也可以杀灭一切微生物，故也可在灭菌法中应用。消毒系指杀灭病原微生物和其他有害微生物，但并不是所有的微生物（如芽孢等）。消毒法又称抗菌法，常指应用化学方法来消灭微生物。与施术野或施术入口接触的敷料或器械都必须经过灭菌处理，只达到消毒的标准是不够的。常用的灭菌法如下。

物理灭菌法一般包括高压蒸汽灭菌法和煮沸灭菌法。

高压蒸汽灭菌法：应用最普遍，效果最可靠。高压蒸汽灭菌器可分为下排气式和预真空式两类。下排气式灭菌器，消毒室内蒸气压力达到 $104.0 \sim 137.3$ kPa（$15 \sim 20$ lbf/in^2）时，温度可达 $121 \sim 126$℃，维持 30 分钟，即能杀死包括细菌芽孢在内的一切细菌，达到灭菌目的。预真空式灭菌器，蒸汽压力达 170kPa，温度可达 133℃，$4 \sim 6$ 分钟即可达灭菌效果，对灭菌物品的损害也轻，现已被推广应用。高压蒸汽灭菌法适用于一般能耐受高温的物品，如金属器械、玻璃制品、搪瓷、敷料等物品的灭菌。要灭菌的各种包裹不应过大、过紧；放入灭菌器内的包裹，不能太多，以免影响灭菌效果。已灭菌的物品应做标记，并需与未灭菌的物品分开放置，以免弄错。灭菌包在干燥及未污染条件下，有效期 $7 \sim 14$ 日，过期应重新灭菌。

煮沸灭菌法：适用于金属器械、玻璃及橡胶类等物品，在水中煮沸至 100℃后，持续 $15 \sim 20$ 分钟，一般细菌可被杀灭，但带芽孢至少需要煮沸 1 小时才能杀灭。如在水中加入碳酸氢钠，使之成 2%碱性溶液，沸点可提高到 105℃，灭菌时间缩短至 10 分钟，并可防止金属物品生锈。灭菌时间应从水煮沸后算起，如果中途加入其他物品，应重新计算时间。现在医院已不用此法灭菌。

二、中式埋线微整形的注意事项

每个人都想拥有完美的脸型，如今通过中式埋线微整形就可以使你拥有完美的脸型，那面部微整形术前要做什么准备呢？在做面部中式埋线微整形术前一定要保持良好的心态，对于面部中式埋线微整形术前的注意事项要谨记在心。

（1）面部中式埋线微整形术前两周内，不要服用含有阿司匹林的药物，因为阿司匹林会使得血小板凝固的功能降低。

（2）若患有高血压和糖尿病，应该在初诊时翔实向医生告知病情，以便应诊大夫确认面部中式埋线微整形术与身体埋线调理方案。

（3）面部中式埋线微整形术前确定无传染性疾病或其他身体炎症。

（4）面部中式埋线微整形术前不要化妆。

（5）女性面部中式埋线微整形术要避开月经期及妊娠期。

（6）男性面部中式埋线微整形术要提前戒烟一周。

（7）术前一天晚上，应该做好个人卫生，晚上 12 点之后要禁食。

（8）术前最好准备舒服的服装（不紧身、颈部便于穿着的服装，穿跟不高的轻便的鞋）和能够遮住手术部位的口罩、头巾、帽子、墨镜等。

（9）术后三日内埋线部位应用生理盐水清洗，不要沾水。

（10）忌食辛辣刺激发物及酒类、海鲜，节制房事 3 天。

（11）少数患者中式埋线微整形术后局部出现肿胀不适，低热、活动受限等无菌性炎症反应，属正常现象，一般无需处理，在 3 天左右可自行消失。

（12）埋线术后如疼痛较剧和并发炎症时应及时对症应用止痛药和消炎药。

（13）有的面部在埋线后可出现硬结，无需处理，一般 7 天后可消失。

（14）一般埋线 3 个月以后修复一次，6 个月以后再修复一次。

（15）中式埋线微整形术后的肿胀：中式埋线微整形术后会有一定程度的面部肿胀。一般而言，接受的埋线数量越多、施术时间越长，肿胀会严重一些。通常在第一周内肿胀都比较显著，不适合面部大的活动；第二周左右，才会明显消肿；第三周以后在外观上多半肿胀已不明显，但个别人依然会感觉浮肿、绷紧、不自然。随着时间推移会持续改善，毋需太担心，通常 15 天后，就会完全消肿自然。如果需要休息的话，应该休息一周。

（16）冰敷与温敷：术后的 3 天内可用土豆片或冰袋冰敷双颊，颏部等施术的部位，以减轻肿胀。之后可以改用温毛巾温敷以促进肿胀的消退，也不要过度热敷，25℃最好，以免适得其反。术后的第一天，会有些疼痛不适，但务必要配合面部生理盐水清洁才能防止和减低感染几率。

（17）中式埋线微整形术后的饮食：在埋线微整形结束后可以喝些稍凉的流质食物，如果汁、牛奶等，可减轻不适。随着肿胀与不适的改善，便可逐渐吃一些软质食物，如稀饭、蒸蛋和低脂低盐饮食等。

（18）面部皮肤术后的照顾：术后 3 天才可以正常洗脸，7 天不要使用化妆品，针口应干燥无菌、无需纱布掩盖。

第四节　面部各部位中式埋线微整形

传统中国人的命理学中，深信个人命运与面相之间具有密切的关联性，在面相五官上一探究竟的人，利用微整形技术改变面相，进而增添个人的自信与自尊。整形甚至可以说是求美者的"心理医生"。当下整容机构如雨后春笋，遍布各大中小城市，整容开始变成一种时髦。细细分析人们整容的原因，绝大部分人是为了让自己看上去更加美观，也有些人是怀着治疗的目的，但是其中有一部分人整容完全是为了改变命运。整容，真的可以改变命运吗？

整容是能够改变命运的，为什么这么讲呢？大家都知道，有好的心情，好的气色，做事情会顺利。需要整容的人，往往比较自卑，常带愁容，他们或形体容貌上有缺陷或对自己的形体容貌不满意甚至是讨厌。成功的整容，可以改变他们外在不良的形象，改变周围人对他们的看法与态度，改变他们的心态，进而影响到他们的命运。

整容，其本质就是改变面部（形体）风水。从某一种意义上讲，整容是一个人的第二次投胎与重生。成功的整容，是改良人的命运；失败的整容，是改坏人的命运。

中式埋线微整形，就是利用中西医结合的医疗技术，不需开刀，短时间就能使人变美变年轻。微整形安全，没有伤口，恢复期短的优点，可以在周末接受治疗，周一就能带着一张更美、更年轻的脸庞迎接一个新的开始。微整形就是整形时代的潮流，我们要顺应潮流的发展为消费者提供一个完美的微整形平台。

中式埋线微整形通常属于非永久性的疗法，但选择方便且不需动刀，又能快速修饰缺点的微整形技术，可以评估术后效果，即使不满意，过段时间仍可恢复原样，相对于传统手术失败就会造成永久性定型的风险，微整形术可以为美丽提供更安全的保障。看一下欧美日韩整形行业的发展，我们便不难质疑中国整形行业向前发展的趋势，整形最终将发展到何方却仍不可知。中式埋线微整形带领的"后美容时代"的来临给了我们一个明显的启示，无论整形行业发展到何种程度，都脱离不了消费者的需求，只有顺应了需求，行业才能看到发展的大势所趋，而微整形可能仅仅是一个趋势的开端。

中式埋线微整形是中西医结合的特色方法，与现在流行的韩式、欧式微整形具有很大的区别，是应用中医的整体观念调理身体，内在环境改善以后，人的精气神焕然一新，再进行中式埋线微整形促使问题容貌改变，达到真正的美容目的。中式埋线微整形是一种绿色疗法，经得住时间的考验，并且和埋线疗法一样具有强大的生命力，会在较长的时间内在微整形减肥领域独领风骚，让人们拥抱健康，拥有美丽。

我们通过中式埋线微整形改变问题面相后，从而改善自卑心理，尽而改变一个人命运，达到生活和谐幸福。中式埋线微整形是一种没有副作用，没有后顾之忧，疗效持久的新兴技术。解决了大家目前应用美容产品整形和手术拉皮美容整形的担心，消除了大家对美容产品既爱又怕的矛盾心理。

埋线面部微整形讲究先后顺序，如果搞反了顺序就会事倍功半，就像一台电脑一个微小的程序错误会导致电脑"死机"一样。（图3-5）

微整形第一步：先整体，后局部。

面部微整形前先要搭建好面部的整体框架。面部微整形应遵守"自上而下"的基本原则：首先是额部，其次是鼻子。额部就好比是一个大标题，它的高低、宽厚直接影响了面部五官的布局，而鼻子位于面部中央，它的形状、高度直接影响全脸的协调感，所以鼻子一直是整形者十分在意的整形部位。接着进行颞部、眼部、颧部、下颌角塑形，最后才是下巴。当完成面部整体的结构性调整后，才推荐进行面部的填充、紧致、提升、祛皱部位。

微整形第二步：先静态，后动态。

面部的微整形静态的有：额部、鼻子、下巴、颧骨等；动态的有：双眼皮、上嘴唇、下嘴唇、酒窝及笑窝等。

首先需要明确：鼻子并不是垫越高越好，它是五官之王，进行鼻子微整形需充分考虑：它与额部的高度、眉弓的高度、颧骨的高度等部位是否协调。

颞部填充祛皱在眼部调整以后进行，它填充了以后也有提升面部的作用，这个部位如果最后做会影响面部的协调统一，给面部提升增加了难度。

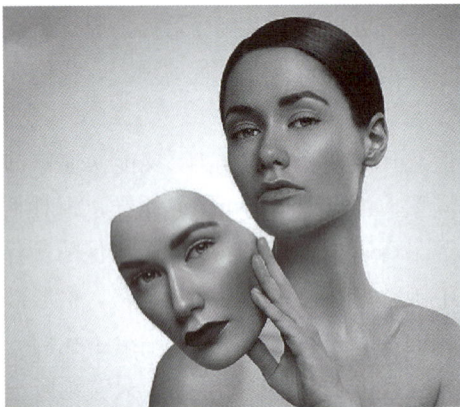

图3-5　埋线讲究先后顺序

眼部的眉毛，上下眼睑祛皱填充可以与额部鼻子一起考虑它的协调性，作为第四步治疗比较好。

法令纹、口角纹在眼部中式埋线微整形以后进行，调整了这些部位以后进行面部提升紧致的时候就简单的多了。

对下巴进行微整形则需根据至高点的结构，比如额部、眉弓、颧骨多高，鼻子高度，然后根据黄金分割比做下巴。从侧面看，鼻尖、下嘴唇和下巴应该在一条直线上。如果你是先做下巴后做鼻子，这个整体比例就会改变。

根据自上而下，先中间再两边的原则，面部提升、填充、紧致放在面部微整形的最后进行，这样可以根据其他部位微整形以后的形态一步到位的设计和调理的一个恰如其分的尺度，一张完美的面部就会完成。达到协调统一的面部美容效果。

另外，动态的微整形对整形医生的水平要求较高，因为所有微整形都是静态好做，动态的难做。而动态中以嘴唇最为困难，因为嘴唇是一个说话的动态器官，而且对嘴唇的微整形需充分考虑上下嘴唇是否协调等元素。

这里需要体现的是：很多没有经过中式埋线微整形培训的医生在用户进行微整形前欠缺一个整体的考虑和操作顺序。往往会先做鼻子，发现下巴不合适了。做好了下巴又发现眼睛不合适了，到最后，面部五官的整体感尽失，造成了对用户不可挽回的损失。

微整形最后一步：做双眼皮。

为什么说双眼皮要最后一步来做呢？因为它要根据额部、鼻子、颧骨、下颌角、嘴唇、下巴甚至患者的发型、气质、穿着打扮，最终确定一个最适合患者的双眼皮，从而起到"画龙点睛"的效果。

一、额部（官禄宫）中式埋线微整形填充与祛皱

额部塌陷和皱纹是一个人衰老的标志，人类为了容貌的年轻和美丽，爱美人士一直与额部塌陷和皱纹作不懈的斗争。额部塌陷和皱纹的产生与人的年龄增加、皮肤弹性和张力减弱有关，表情肌收缩时松弛的肌肉不能复原，额部活动时更加明显，从而形成额部塌陷和浅沟状的皱纹，额部塌陷和皱纹主要分布在表情肌比较发达的部位，方向通常垂直于表情肌，如额部横行的额部塌陷和额纹。

（一）额部类型

在面相学中，无论注重贵与富，或是寿与德，各个器官都是要求平均和谐、丰润饱满，没有任何的破坏疤痕，其次是精、气、神等，好面相必定有一个好看的饱满的额部。

头为天仓，是一个人的身体的领导，为一身之尊。一般认为前额饱满、宽圆适中、无痣无纹较为美观，给人乐观、积极、有智慧的第一印象。

额部宽，发际平显得人比较外向，有话有事不隐藏。人额部宽阔的，心就会奔向外面发展，并且性格阳刚，容易获得众人的拥戴。（图3-6）

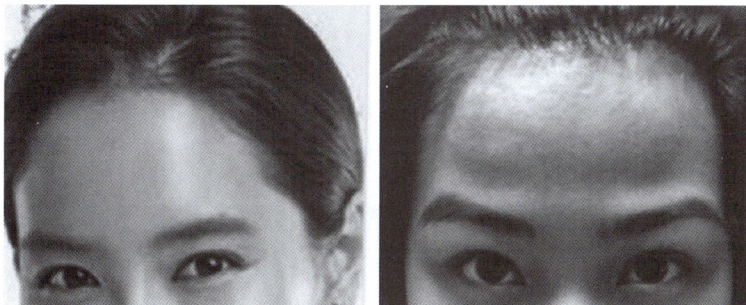

图3-6　饱满额部与塌陷额部对比图

额头方圆记性好，额部偏方形，呈现立体圆滚型，这样的额部型是非常理想的。女子这样的额部是最标准的，显得聪明有智慧，比较有福气。

易经中对额部有许多种描述，很多人相信并希望通过中式埋线微整形改变额部面相，达到官运亨通、事业有成、夫妻恩爱、家庭幸福的美好愿望。

额部问题主要有两种，一是横向的抬头纹，与额肌松弛有关；二是额部的塌陷，与额肌营养不良和大脑脑细胞丢失有关。额部埋线填充和除皱术不仅能消除抬头纹和塌陷，一次埋线同时消除两个问题，而且在术后还能迅速改善眉下垂及上眼睑松垂，连鼻根横纹也能一起去除。

（二）缺陷额部的中式埋线微整形补救方案

（1）整体设计，画出塌陷和祛皱部位。

（2）铺洞巾，碘伏消毒2遍，重点在发际线有头发的部位消毒，有的医生还要进行

酒精脱碘。

（3）中式埋线微整形对于额部的塌陷、皱纹一般采用从发际线内进针，根据不同的问题采用不同的路入角度，中间塌陷面积比较小的也可以从中间向两侧方向进针。一般情况下埋线以后由于皮下组织水肿，就会立即将塌陷部位填平，皱纹抚平，有立竿见影的效果，中式埋线微整形以后，术者的眉毛就会明显提升，眼变大变漂亮。随着时间的推移，生物蛋白线的刺激使塌陷部位胶原蛋白增生；毛细血管微循环的建立，肉芽组织增生，长出属于自己的肌肉，这些肌肉还可以在皮下形成结缔组织，形成平平的疤痕，所以额部塌陷一般经过中式埋线微整形以后不会短时间里再塌陷和皱纹，保持几年不变是可以做到的。当然随着年龄的增长细小皱纹的再出现也是正常的。

（4）面部埋线结束以后进行生理盐水清洗，在针眼部位应用中药修复膏涂药，然后应用艾灰蛋清面膜在额部涂上一层，鬼脸纸面膜覆盖4～6小时以后生理盐水洗掉面膜，再使用中药修复膏外涂，一天3次，同时早晨，中午，晚上可以应用土豆片贴服1～2小时，达到消炎、消肿、活血化瘀的效果。

中医认为塌陷和皱纹的出现是脾虚下陷，可以在曲池、合谷、足三里、血海等穴位埋线。一则补脾，二则可以消炎生肌，使面部的修复更快更好。

中式埋线微整形麻醉时应用的麻醉药里有微量肾上腺素，肾上腺素有收缩毛细血管网的作用，所以中式埋线微整形以后局部淤青的现象比较少（血小板减少症的例外）。中式埋线微整形以后进针点由于皮肤组织遭到损伤，进针口一般需要7天左右时间修复才能掉痂，短时间会有一个小白点，一般21天以后就和自己的皮肤颜色一样了，不必担心。（图3-7）

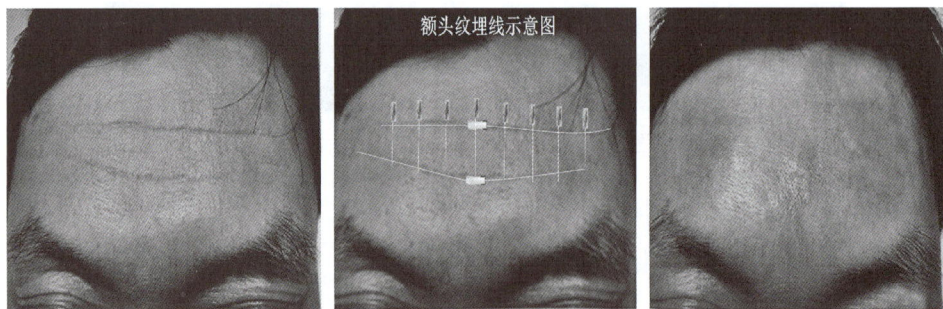

图3-7　额部埋线填充提升和祛皱纹进针方向；额部中式埋线微整形前后对比图

二、鼻部（财帛宫）的中式埋线微整形调理

面部一枝花，全靠鼻当家。鼻子位于五官正中央，决定着五官的均衡，是真正彰显一个的气质、美丽的部位。鼻被称为颜面之王，鼻梁偏低，对人的容貌影响很大。早在3000多年前，古印度就实施过人类的鼻再造手术。15～16世纪，意大利人创造了用上臂带蒂皮瓣鼻再造，被誉为"意大利法"。1898年，德国柏林的著名外科医师Jacques Joseph用鼻内切口和鼻外切口成功地施行了大鼻缩小术，被称为鼻整形之父。1892年，

美国纽约的 Robert Fulton Weir 首次利用异体骨充填鼻背皮下以纠正鞍鼻成功。1955 年 Nishihara 开创至今还在广泛使用的人工假体隆鼻。由此可见，人类对鼻的美感是十分重视的。而东方人由于受遗传因素的影响，普遍鼻梁偏低。按中国人的鼻审美观点，男性的鼻梁应该挺拔，近似直线，以表现出男性的阳刚之气；而女性的鼻梁则外凹，鼻尖微翘，以显示东方女性的阴柔之美。性感女神安吉丽娜朱丽、绝代美女玛丽莲梦露、完美女人金喜善，她们绝代风华的美貌都有一个共同点：那就是让面容徒然生辉的完美鼻型，或性感、或张扬、或精巧，总之一个完美的鼻型就能彰显出她们不同的个性之美。于是隆鼻术在我国发展迅猛，成了仅次于双眼皮的美容项目。

（一）鼻部微整形的两个标准

要求成功的鼻部微整形术有一低一高两个层次的标准。

低层次的标准即三不标准：不晃、不歪、不假。

高层次的标准：鼻头精致俏丽，略向前下方探出；鼻小柱上提，略高于鼻尖；鼻翼厚薄合适，宽度适中；鼻孔呈长轴倾向于鼻尖的大小合适的椭圆形（图3-8）。

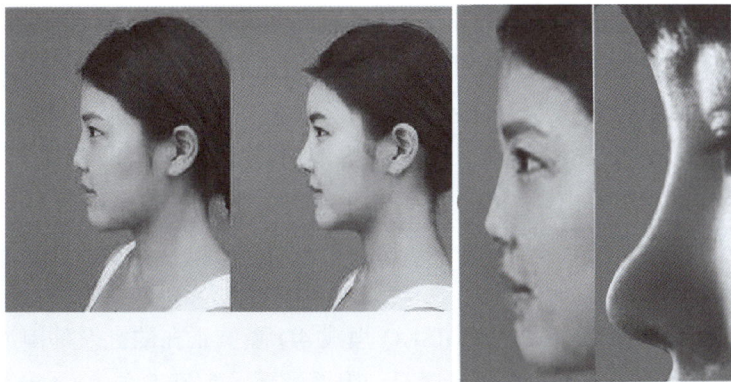

图 3-8　正常女性高挺鼻梁与塌陷鼻梁对比

亚洲人的鼻子，要有五个大小适宜，即鼻梁正直，隆起有肉，润泽饱满，高低适宜，准头圆（鼻头），不抑鼻（易漏财），鼻翼左右相衬，这样的鼻子普便认为比较美观。每个人脸部骨骼不同，所以鼻部微整形一定要保证鼻子与面部的和谐。明星的标准美貌是不错，但适合自己的个性化方案才最重要。

（二）塌鼻梁中式埋线微整形修复方案

整体设计，好看的鼻子不只是"高鼻梁"美观的鼻子，不仅仅取决于鼻梁的高低，单纯垫鼻梁不一定美观。宽、扁、平、低、短、钝是东方人鼻形的缺陷，弥补方案具体要依人而定，设计出改善鼻根和鼻梁塌陷和狭窄部位的埋线方案。

（1）铺洞巾，碘伏消毒 2 遍，重点在整个鼻子及周围部位全部消毒。

（2）中式埋线微整形对于鼻部的塌陷、皱纹一般根据不同的问题采用不同的入路角度，鼻子主体塌陷的可以从鼻头中间向两侧方向进针 3 针，鼻翼塌陷的再从鼻头向鼻根埋线各 1～3 针；鼻头塌陷的从鼻头沿着鼻小柱向下应用甲壳素线 00 号 2.5 公分直刺 2～

3 根。（图 3-9）

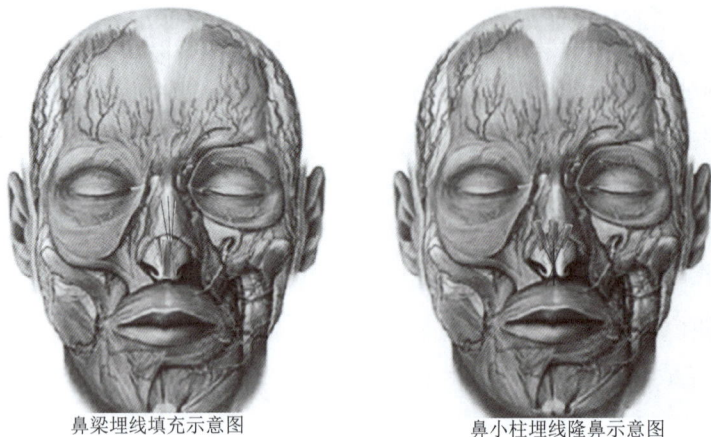

鼻梁埋线填充示意图　　　　　　　鼻小柱埋线隆鼻示意图

图 3-9　塌鼻梁、鼻小柱隆鼻埋线示意图

（3）鼻梁部位低平，鼻翼狭窄，鼻头低平，这些都是可以应用中式埋线微整形解决的。根据面部美容四高三低原则，印堂至两目之间塌陷可以根据这个部位塌陷程度在最高点向目上睑平行部位放射状植入 2～5 根 00 号甲壳素线；鼻梁部位低平从鼻尖向两目之间根据情况应用甲壳素线 3～5 根，同时对鼻翼狭窄进行微整形；鼻头低平从鼻尖沿鼻中隔向下到骨面使用 2.5 公分甲壳素线 3 根。这样进行微整形以后，一个栩栩如生的高挺鼻梁就会在面部中央出现了。

附：MISKO 埋线 4D 隆鼻

目前一种新型的隆鼻方式——MISKO 埋线 4D 隆鼻正在欧洲及韩国流行起来，它不再采用以往手术的方式，应用微创隆鼻，因而受到了大家的关注。MISKO 埋线隆鼻就是往鼻部注入一根线，通过线的牵引提拉，来达到塑形的作用。说白了，MISKO 线就像盖房子的钢筋一样，在鼻子这座房子里起到支撑作用，把鼻子撑起来，改善不完美的鼻子形态。把 MISKO 线放大看，就看到它不是一根光滑的线，有很多小刺，像玫瑰花的茎一样。这些小刺能够勾住组织，提拉鼻子来塑形，所以注入后，能够塑造出理想的鼻型。

在鼻子内注入 MISKO 线之后，它会慢慢刺激组织的生长，使鼻子形态保持理想状态，不过 MISKO 线是可吸收的，注入后线会慢慢的被人体组织吸收，当完全被人体吸收后，效果会渐渐消失。与一般的隆鼻术相比，MISKO 埋线隆鼻可以分区雕塑，针对鼻尖、鼻梁、鼻长、鼻翼等各个部位的缺陷设计方案，在不同部位分别注入 MISKO 线，经埋线塑形后，就能达到理想的效果了。

鼻部埋线全程采用细针头埋线，在设计好的地方注入 MISKO 线，不需开刀就能轻易达成完美的鼻型结构。

MISKO 埋线隆鼻特点如下（图 3-10）。

（1）手术时间短，只在鼻部选取几个进针点，注入可吸收线，因此手术时间短、疼痛度低，没有特别的浮肿，注射后能够快速恢复正常生活。

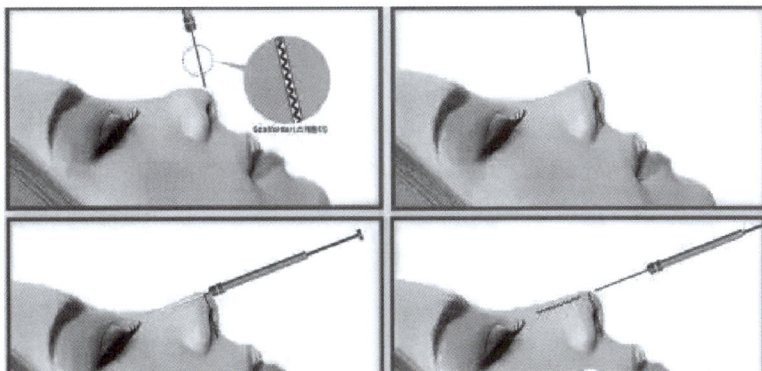

图 3-10　MISKO 埋线隆鼻进针示意图

（2）微创隆鼻术采用注射方式，微创无疤痕，几天后就可以正常扭捏鼻子，相对手术安全性较高，副作用较少。

（3）可以搭配传统隆鼻术一起进行，MISKO 埋线隆鼻可以单独进行，还可与其他隆鼻术一起进行，可与自体脂肪合并使用增强效果，还可以增加持久性的维持效果。这就相当于往搭好架子的鼻子里，注入填充物，填充起来，当然效果更完美了。

（4）手术移除简单，不切口、快速且方便，如果对效果不满意，能够轻易移除，同样不需切口。这比起传统隆鼻术，需要二次手术移除来说，风险相对低。

MISKO 埋线隆鼻适用对象如图 3-11。

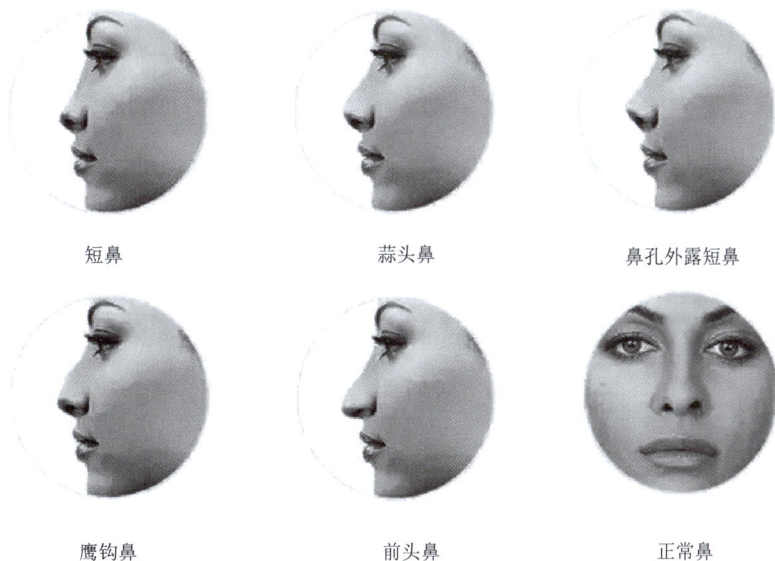

短鼻　　　　　　　　蒜头鼻　　　　　　　鼻孔外露短鼻

鹰钩鼻　　　　　　　前头鼻　　　　　　　正常鼻

图 3-11　各种鼻型

如果鼻子有以上缺点，想要改善鼻型，就可以选择埋线隆鼻。不过可吸收线的塑形程度有限，对鼻子本身的形态要求较高。采用可吸收线，效果维持时间相对较短，大约1年到1年半。

一般情况下我们应用甲壳素线或者生物蛋白线埋线以后由于皮下组织水肿，就会立即将塌陷部位填平，皱纹抚平，有立竿见影的效果，中式埋线微整形以后，术者的鼻子就会明显抬高，鼻子变大变漂亮。随着时间的推移，生物蛋白线的刺激使塌陷部位胶原蛋白增生，毛细血管微循环建立，肉芽组织增生，长出属于自己的肌肉，这些肌肉还可以在皮下形成结缔组织，形成平平的疤痕，所以鼻子塌陷一般经过中式埋线微整形以后不会短时间里再塌陷和皱纹，保持几年不变是可以做到的。当然随着年龄的增长细小皱纹的出现也是正常的。

三、上眼睑下垂的中式埋线微整形调理

上眼睑下垂指的是上睑肌（动眼神经支配）和 Müller 平滑肌（颈交感神经支配）的功能不全或丧失，以致上眼睑呈现部分或全部下垂，轻者遮盖部分瞳孔，严重者瞳孔全部被遮盖，不但有碍美观和影响视力，先天性者还可造成重度弱视。为了克服视力障碍，患者常紧缩额肌，借以提高上睑缘的位置，结果额皮横皱，额纹加深，眉毛高竖。双侧下垂者，因需仰首视物，常形成一种仰头皱额的特殊姿态。

上眼皮下垂可以是单侧或双侧，可分为先天性和后天性两类，从下垂程度可分为完全下垂、不完全下垂及假性下垂，其病因常是多种多样的。先天性上眼皮下垂以双侧为多见，有遗传性，可以是显性遗传或隐性遗传。主要原因是由于动眼神经核发育不全或提上眼皮肌发育不全所致，前者除上眼皮下垂外常伴有其他眼外肌麻痹或内眦赘皮等，后者通常则为单纯性上眼皮下垂。

许多后天的病变可以累及提上睑肌或支配提上睑肌的动眼神经分支而导致上眼皮下垂，大致可归纳为三类。一类为机械因素：主要是上睑的炎性肿胀、肿块生长、过多的脂肪沉积等使上睑重量增加，提上睑肌不能把上睑充分提起。

一类为肌原性因素：重症肌无力时可能仅仅表现为上睑下垂，双侧或单侧均可。其特点为晨轻夜重，有时也可伴有其他眼外肌的无力现象。注射新斯的明后下垂现象明显减轻或者消失者，将有助于伤明确诊治。手术或外伤直接损伤提上睑肌引起的上眼皮下垂，诊断更易确定。另一类为神经源性因素：见于各种原因引起的动眼神经麻痹。交感神经麻痹引起的 Horner 综合征时，也可发生轻度的上眼皮下垂。

医学上常见的上睑下垂，大部分都是先天遗传。主要是由于上睑肌（动眼神经支配）和 Müller 平滑肌（颈交感神经支配）的功能不全或丧失，以致上睑呈现部分或全部下垂，导致瞳孔部分或全部被遮盖，所以上睑下垂患者的眼神都会失去神韵，永远都是一副还没睡醒样子，提不起精神的感觉。上睑下垂矫正技术主要是为了纠正上睑下垂的情况，

让人看起来更加有精神。

（一）上眼睑类型

从美学的角度看，眉毛与眼睛的距离，约超过一支手指，才合乎标准。此外，有肉才是丰满，无杂毛（要修），无凹陷疤痕，才美观大方。

眉毛和眼睛若是靠的太接近，给人性子比较急的感觉。眼睑太宽，超过两根手指的人，给人缺乏主见的印象。

田宅宫气色宜淡粉红色或淡黄色，气色暗黑或赤红给人憔悴之感。

（二）上眼睑下垂的中式埋线微整形调理方案

详见图 3-12。

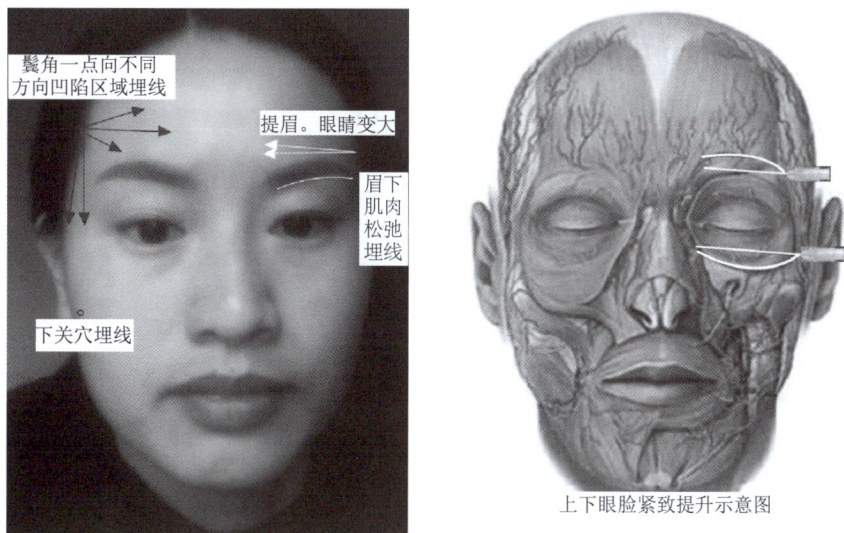

图 3-12　上下眼睑下垂埋线示意图

第一步要整体设计，上眼睑这个部位进行中式埋线微整形要注意额部和眉毛部位的下垂情况，一般是额部塌陷以后眉毛下垂，上眼睑松弛变窄，中医认为是气虚下陷，应该首先在额部塌陷部位埋线提升，额部塌陷改善了，上眼睑就会自然上提。

第二步在眼周围碘伏消毒以后眶上孔麻醉，眶上孔麻醉以后这个区域处于麻醉状态进行无痛埋线。

第三步再在眉角部位进针用 000 号生物蛋白线，呈三角紧致提升，一般情况下治疗结束，上眼睑下垂问题就能立即解决。

同时调理气虚问题，在下关、中脘、关元、肝俞、脾俞、百会等穴位补益肝脾，补中益气从根本上解决上眼睑下垂问题。

四、额部两侧缺陷（福德宫）中式埋线微整形

（一）福德宫

额与颏要上下对称，不偏斜，如上下不对称，上宽下窄，或下宽上窄，或上下偏斜，给人不太协调之感。

整个脸型的形状就是福德宫的体现，面孔长得清秀端庄的人，容易招人喜爱。福德宫这个部位饱满明洁才具有美感。

（二）福德宫缺陷中式埋线微整形调理方案

对于福德宫塌陷中式埋线微整形填充效果很好，常规面部碘伏消毒，一般情况下根据塌陷程度，采用在发际线进针，00 号生物蛋白线，交叉呈网状结构。面积小，塌陷浅的一次可以解决，面积比较大，塌陷深的需要 2 次调理就能达到饱满明洁。中式埋线微整形给人一个天庭饱满的额部。（图 3-13）

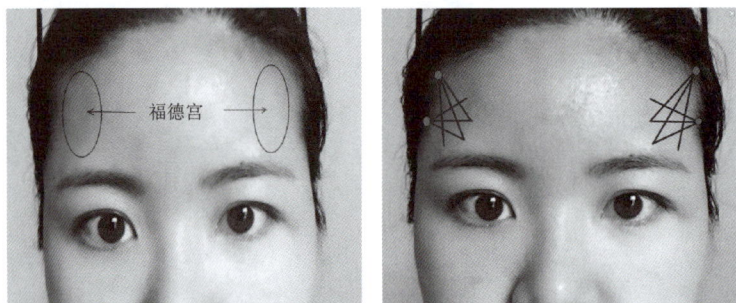

图 3-13　福德宫部位示意图

局部中式埋线微整形的同时要在脾俞、血海、合谷、曲池这些补脾活血的穴位埋线，会收到更好的治疗效果。

五、苹果肌及泪窝（儿女宫）塌陷中式埋线微整形调整

（一）儿女宫

"苹果肌"的位置是在眼睛下方二公分处的肌肉组织，呈倒三角形状，又称为"笑肌"。饱满的"苹果肌"可以让脸颊呈现出如苹果般的曲线，微笑或做表情时会因为脸部肌肉的挤压而稍稍隆起，看起来就像圆润有光泽的苹果，即使不笑，看起来也像在笑的感觉。微微一笑，感觉更为甜美。反之，很多漂亮女人，就算五官长得很细致、皮肤也不错，但只要脸上少了"苹果肌"，就会呈现过度削瘦的面相，即使化妆时再努力上腮红，也画不出苹果肌的甜美效果，让人有难以亲近的感觉。苹果肌并不是肌肉，主要是颧骨前的脂肪组织，苹果肌随年龄增加局部脂肪萎缩，造成苹果肌泪窝塌陷所以显得衰老。通过中式埋线微整形使苹果肌恢复饱满，可以使人面部恢复年轻饱满。

（二）苹果肌塌陷中式埋线微整形调整方案

常规面部碘伏消毒 2 遍，注意不要让碘伏进入眼睛。确定塌陷部位的大小，一般这个部位中式埋线微整形采用两个点进针，一个是在颧骨外缘（图 3-14）目下 2 公分的地方进针，呈放射状沿皮下进针 3～4 根生物蛋白线；另一个进针部位在面颊部四白穴部位根据情况上下调整进针点，向上呈放射状埋线 00 号生物蛋白线 3 根。这个部位埋线不宜太深，太深了容易刺破局部血管出血形成淤青；也不宜太浅，太浅了效果不好且在表皮有线体颜色外露。

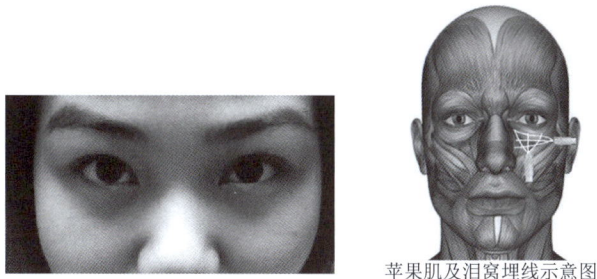

苹果肌及泪窝埋线示意图

图 3-14　苹果肌泪窝塌陷埋线部位示意图

线体只有在一个合适的深浅位置才能做出特有的效果。现在对于这个部位特别凹陷的患者，可在埋线以后再应用一点点自体脂肪填充来改善效果。

这个部位的塌陷局部微整形的同时，应该在肝俞、脾俞、太冲、风池等穴位埋线，才能收到更好的疗效。

附：眼袋中式埋线微整形调理

人到中年，下眼睑往往会膨大、松弛、下垂，称之为眼袋。它是人体一种衰老的象征。轻中度眼袋会影响人的容貌和自信心，重度眼袋因下睑臃肿，向外突出，会给人一种老态龙钟的感觉。下睑由外向内分为皮肤层、眼轮匝肌层、眼眶隔膜、眶内脂肪及睑板层。（图 3-15）

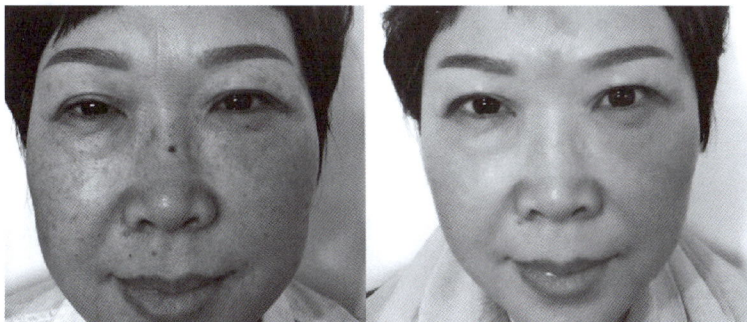

图 3-15　眼袋与无眼袋对比图

眶内脂肪由位于眶隔膜下方的内、中、外侧三组脂肪球组成。造成上述情况的原因是人到中年后眼睑皮肤由于水分减少而萎缩松弛，眼轮匝肌松垂，眼眶隔膜张力减弱，眶内脂肪由于重力作用向前下方疝出，从而形成眼袋。少数年轻人也可出现眼袋，多是由于家族遗传、慢性疾病或饮食起居不规律造成的。

眼睑部位的皮肤松弛、萎缩，眼下的结缔组织发生水肿，均可造成眼袋。眼袋可分为先天性和获得性两大类。先天性眼袋采用保守疗法效果不好，只能通过手术矫正。绝大多数人的眼袋属于获得性，可以通过埋线调理去除眼袋。中医认为导致眼袋生成的根本原因是脾胃虚弱，因而治疗获得性眼袋就要健脾益气，从根本上消除眼袋产生的土壤。

一、眼袋形成原因

第一，生理上，眼部肌肤特别薄，是人体最薄的肌肤，而且眼部肌肤的运动量很大，平均一天要眨眼 10000 次，容易老化松弛。

第二，生活上，随着年龄眼袋的增长，工作休息时间不规律，眼部肌肤新陈代谢减缓，胶原蛋白和弹性纤维开始慢慢流失，护理眼球的脂肪开始慢慢淤积起来，最后，一旦肌肤老化到一定程度，就兜不住淤积的脂肪，隔框而出，眼袋就产生了。

眼袋是由于皮肤松弛所造成的。这种认识有很大的代表性。经过论证，也是眼袋产生的主要原因。眼袋的加重是由于脂肪过多引起。这也是极具代表性的认识，眶隔脂肪有其正常的生理功能，其主要功能是保护眼球。同时也是形成眼袋的原因之一。之所以形成"囊袋样"外观，完全是由于眶隔膜的张力减退所致。这种眼袋的去除方法就是进行埋线去脂。如果埋线去脂后，而不进行眶隔膜的修复，后果必然会导致眼袋复发。如果大量取出脂肪，那必然造成下睑的凹陷，加重衰老外观。

二、眼袋埋线治疗方案

眼袋埋线进针方向与苹果肌泪窝塌陷埋线角度方向注意事项等等相同，一般深度应该掌握在脂肪层正好。提升皮肤紧致度是主要的改善途径。比较理想的方式是通过埋线调理脾胃虚弱，健脾益气。但是不要奢望在短时间内彻底改善，因为眼袋的修复是需要一定的过程的。（图 3-16）

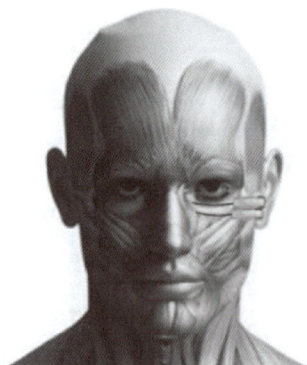

眼袋和泪沟埋线示意图　　　　　　眼袋埋线方向示意图

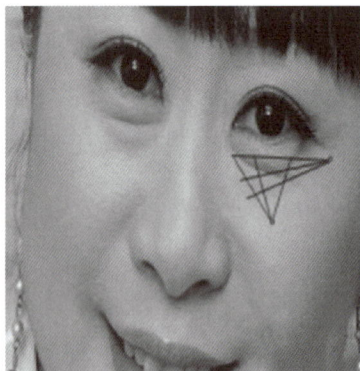

图 3-16　眼袋埋线示意图

这个部位穴位埋线可以选择风池，太冲，脾俞，肝俞进行全身调理效果更好。

六、颞部凹陷（夫妻宫）中式埋线微整形调整

（一）夫妻宫

中医学上太阳穴部位，在解剖医学上称之为"颞"。颞部在耳廓前面，前额两侧，外眼角延长线的上方，在两眉梢后凹陷处。中医有左为太阳，右为太阴之说。在中国人的传统审美观中，丰盈饱满的额部象征着智慧和福禄，颞部不丰满给人以不舒服的感觉，很多上了年纪的老人们更是觉得颞部凹陷的人，不好相处、尖酸刻薄。颞部凹陷的人影响脸形上半部分的轮廓。日常生活中太阳穴部位凹陷很容易被人们忽视，有些人明明眼睛、鼻子都很完美，但整体上给人的感觉就是不舒服，其实，真正的关键就在于太阳穴凹陷上。

颞部的脂肪与脸颊的脂肪是相连的，很多人在老化后，这些深层的脂肪会逐渐萎缩，因此出现了太阳穴及脸颊凹陷的现象，致使颧骨看起来很突出，加上脸部削瘦不够好看，故颞部通过中式埋线微整形后，让脸颊看起来更平顺，脸部线条更显柔和年轻。

（二）颞部（夫妻宫）中式埋线微整形调理解决方案

（1）颞部微整形设计，画出塌陷和祛皱部位。

（2）铺洞巾，碘伏消毒2遍，重点在发际线有头发的部位消毒，酒精脱碘。

（3）中式埋线微整形对于颞部的塌陷、皱纹一般采用从发际线内进针，根据不同的问题采用不同的入路角度。

（4）确定颞部塌陷的面积、深度，决定使用线体的粗细和长度。一般情况下应用00号生物蛋白线，进针部位一个是在颞部发际线内1公分处，用3～5根线从一个点呈放射状向塌陷部位埋线；另一个部位是眉毛尾部眉毛内0.5公分部位，向这个塌陷部位呈交叉3～5个方向埋线；这2个进针点都在发际线内，消毒一定要严格，每一个环节都要注意无菌操作，注意埋

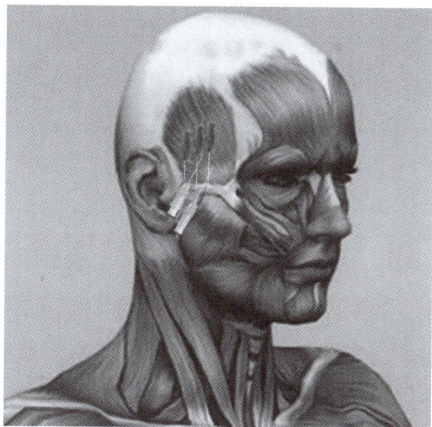

图3-17 太阳穴（夫妻宫）塌陷埋线示意图

线针不能与没有消毒的头发接触，以免造成感染。

这个部位埋线以后出血比较多，要注意缓慢进针，不宜操之过急，当然适当出血以后局部血液循环系统会得到调整，胶原蛋白增生，肉芽增生，长出自己的肌肉，自己的肌肉比这个部位的脂肪衰减慢一些，而且通过埋线刺激包裹生成以后还可以形成皮肤内疤痕增生，疤痕组织一般衰减速度更慢，所以颞部中式埋线微整形以后塌陷速度是很慢的，可以保持在2～4年不变。

对于这个部位塌陷太深，中式埋线微整形一次不能成功，可以在埋线的基础上配合

少量自体脂肪填充一些，可以起到事半功倍的效果。当然如果因为脾虚下陷原因应该通过埋线补益脾气的穴位足三里、气海、关元补脾生肌，也是一个治本之策。

中式埋线微整形对于改善太阳穴塌陷的效果是毋容置疑的，根据每个人太阳穴塌陷的程度制定埋线方案。一般在鬓角发际线定位一点，另一点在眉毛末端的眉尾。为什么在这里定点呢？我们在面部埋线的时候，尽量不在面部暴露部位设进针点，这样最大限度的减少埋线点暂时的针眼以及针眼疤痕暴露在没有瘢瑕的部位，使埋线以后面部保持光滑平整。

定点以后进行碘伏严格的无菌消毒，头发部位铺洞巾，再在两个进针点应用 00 号膨胀生物蛋白线进行伞状无缝隙交叉埋线，覆盖整个太阳穴区域。

七、下巴（财富宫）的中式埋线微整形调整

（一）财富宫

下巴，是影响脸型的重要部位，其形态对一个人的容貌美丑有着至关重要的作用。下巴的形态是由下颌骨前正中骨凸的发育状况所决定的。倘若发育不良，下巴则向后退缩形成后退颏或无颏畸形，严重的还会呈鸟嘴畸形，矫正下巴后缩畸形的有效方法就是中式埋线微整形（图 3-18）。

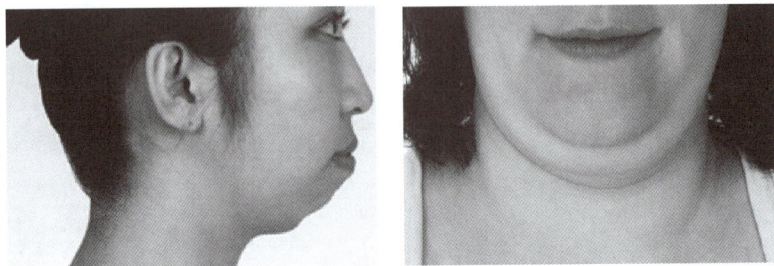

图 3-18　左图发育不良下巴，右图双下巴

"双下巴"是由于颈部脂肪堆积所引起，医学上称为下颌脂肪袋。多见于中老年人，特别是中年女性更多见。它是由于脂肪组织堆积过多，加之上了年岁皮肤老化而松弛，并因重力的作用而下垂，从外观上看下似有双下巴，看颈部雍肿短粗，失去人固有的线条美、曲线美。

（二）中式埋线微整形对于问题下巴的调整方案

中式埋线微整形主要针对发育不良导致的下巴肌肉少向后退缩形成后退颏和畸形；中年女性由于脂肪组织堆积过多，上了年岁皮肤老化而松弛的下垂（双下巴）。

（1）下巴向后退缩形成后退颏和畸形一般采用 1 号甲壳素线在双侧下颌孔向对侧根据情况刺入 5～8 根，埋线以后进行塑形，男性塑形成一个元宝型的下巴，女性则塑形成一个稍微尖一点椭圆形的下巴。塑形一般需要 20～30 分钟。

（2）双下巴应用 00 号生物蛋白线在下巴后面松弛的肌肉两侧交叉埋线紧致，一般

埋线以后轻微双下巴可以立竿见影消失，比较严重的埋线 3 天以后会慢慢地消失。当然这种双下巴需要全身调理补脾益肾，全身整体减肥塑形，埋线消除双下巴才能取得更好的效果。对于严重下巴缺陷的，埋线以后可以配合脂肪填充，才能取得更好的效果。（图 3-19）

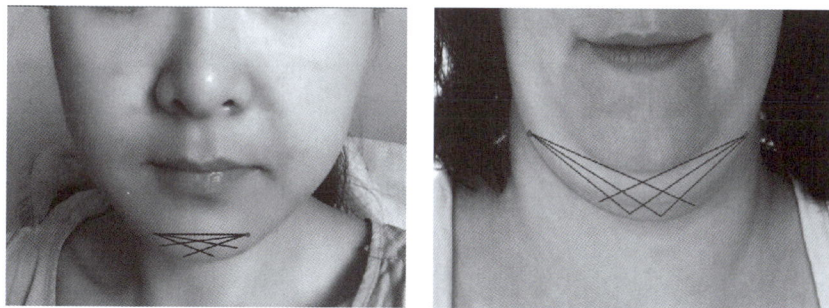

图 3-19　左图埋线丰下巴示意图，右图埋线双下巴示意图

八、脸面部中式埋线微整形提升填充与紧致

女人在 25 岁以后，皮肤就开始走下坡路，这是随着年龄的增长，胶原蛋白的代谢会越来越弱，皮肤的衰老在外观看来就是形成皱纹、皮肤松弛、面部暗黄暗淡无光泽，年龄的增长令女人更显憔悴，年龄的逐渐增长，肌肉组织内自由基增多，支配表情肌的神经兴奋性和调节能力降低，加之面部肌肉血液供给和合成不足，使表情肌无法有效和适当的对抗地球引力的作用，表情肌就会在地球引力的作用下逐渐出现下垂症状。附着于下垂的表情肌上的皮肤组织，必定随之出现脸部皮肤下垂现象。（图 3-20）

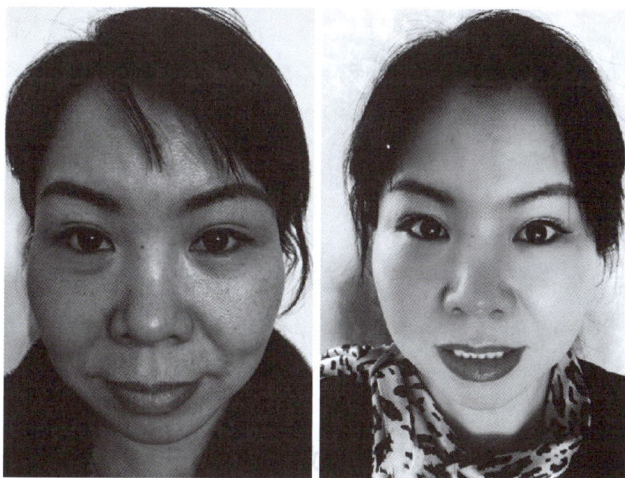

图 3-20　面部下垂塌陷埋线前后示意图

更麻烦的是，脸部皮肤积攒下来多余的皮肤不能一直处于无处安身的状态，它必需找到容身的地方，等这些皮肤找到容身之处时，也就是我们的脸上出现皱纹的时候了。

另外，表情肌一旦开始下垂，贯穿其中的血管必定会受到压迫，造成血液流通变慢、新陈代谢功能降低，迫使皮肤失去光泽，呈现脸部皮肤下垂问题。

年龄的岁月流失，人到中年皮肤会发生很大的变化，最容易被看出来的当然是面部了，但也就是这样的问题，严重的困扰了中老年人，面部皮肤下垂也是衰老最明显的部位，看一个人老与不老，只看三个点：其一为眼角，其二为嘴角，其三为面颊。这三点下垂后，人的面部会明显的衰老。

年轻人面部肌肤组织中存在大量胶原蛋白，这些胶原蛋白正是支撑年轻人的面部丰盈的主要原因，随着年龄增长，体内胶原蛋白流逝的速度加快，人的"青春存款"随着皮肤代谢周期的延长而被慢慢"提走"，导致肌肤失去光泽、弹性下降，面部松弛下垂，人体面部肌肤内的组织纤维好比建筑物中的"钢筋"，而胶原蛋白则好比"水泥"，当"钢筋"因衰老而坍塌，无法固定和支撑胶原蛋白，肌肤形成恶性循环，整张脸会大面积坍塌、松弛。所以法令纹、皱纹就越来越明显。

面部的皮肤下垂主要表现在三个方面，分别是皮肤肤质的老化、皱纹的形成以及软组织的松弛下垂。一个人从年轻到衰老，皮肤下垂是最直接明显的特征。

（一）造成皮肤松弛下垂的原因

（1）细胞与细胞之间的纤维随着时间而退化，令皮肤失去弹性；

（2）皮下脂肪流失，令皮肤失去支持而松垂；

（3）支持皮肤的肌肉松弛，令皮肤也随之松弛。下颌肌肉松弛就是一个典型例子，这就是我们通常所说的双下巴；

（4）除了皮肤老化使肌肤松弛，其他因素比如地心引力、遗传、精神紧张、受阳光照射及吸烟也有使皮肤结构转化，最后使得皮肤失去弹性，造成松弛。伴随出现的法令纹也是面部皮肤松弛下垂的结果，由于组织下垂形成的皱纹更是女人的天敌，令女性为之犯愁。拯救衰老的面部，重塑年轻时紧致轮廓，提升下垂的肌肤组织，解决面部衰老的线条，让肌肤重新焕发年轻光彩，有一种捷径可以选择，那就是生物蛋白线或者聚丙烯锯齿线埋线提升术。

（二）埋线面部提升紧致调理方案

埋线提升是一个很安全，很有效的方法。植入的蛋白线依据皮肤老化纹路和凹陷位置分布，形成稳定和谐的新构架；生物蛋白线在形态恢复的过程中，产生强劲的提拉力，将埋入处附近松垮的肌肉和脂肪收回并固定在原处，防止下垂；生物蛋白线植入后还能立刻刺激皮肤深层更新，促进纤维母细胞、胶原及弹性蛋白的新生，同时建立起新的微循环通道，有助于血液及淋巴循环，提升皮肤整体代谢率。

在面部皮肤内植入生物蛋白线或者聚丙烯锯齿线，可以刺激皮肤和筋膜层，使已经松弛、下垂的肌肉组织重新进行排列，面部提升埋线施术部位在 SMAS 层，位于皮下脂肪与肌肉之间，连接皮肤与肌肉的皮肤特殊层。该层由于老化松弛与面部皮肤一起下垂，通过对这些部位的刺激，线体提升能够改善面部皮肤皱纹，提拉下垂的面部肌肉，改善面颊部血液循环，减少胶原蛋白流失（图 3-21）。

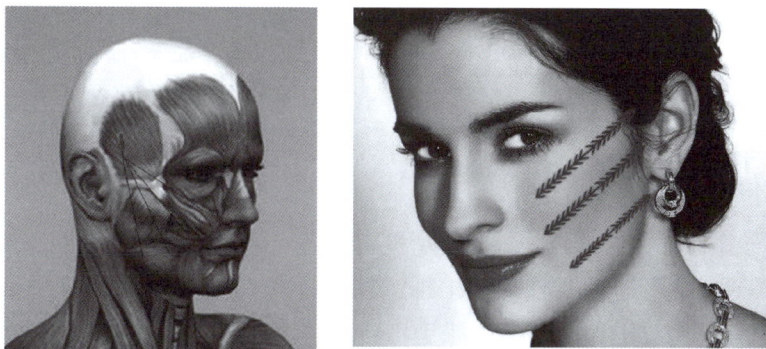

图 3-21　面部锯齿线埋线提升示意图

通过聚丙烯锯齿线物理提升紧致作用可以使下垂的面颊部法令纹整体向后移位，通过中式埋线微整形还可以刺激胶原蛋白增生，促进肌肤内的组织纤维再生成，血液循环系统重新建立，以致中式埋线微整形以后面部紧致的同时，面部肤色也会变得白里透红，面部原有的黄褐斑通过埋线也就消失了。中式埋线微整形可以迅速提升皮肤质感和紧实度。可以迅速提升紧致面部，修饰轮廓，同时消除面部法令纹效果也是很好，安全持久。

聚丙烯锯齿线微创提升、除皱的原理并不复杂，当将组织相容性极好的聚丙烯锯齿线植入松弛皮肤的皮下后，由于这根聚丙烯被固定在植入的位置上，形成纤维包裹，使皮下组织产生牵挂、聚集和拉紧的作用，从而阻止皮肤的松弛和下垂，减少皱纹的出现或者皱纹的程度。

（三）埋线面部提升操作步骤

（1）面部设计划线，埋线面部施术前，应先确定需提升皮肤的部位，然后画出聚丙烯锯齿线植入的走向和位置。面部埋线提升线体的走向是有方向的，按照纹理的方向下针。面部肌肉的纹理犹如手肚的纹理是一样的，按照肌肉纹理走向下针埋线效果才能出来。（画图的时候一定画出中点线，按照肌肉的走向埋线，面部提升肌肉的走向一定要向上进针，以短线为主，表情区细线为主）。

（2）铺洞巾，碘伏消毒 2 遍，重点在整个面部及周围部位全部消毒，要进行酒精脱碘。

（3）作面神经阻滞麻醉后，按设计画线把进针针管从一端穿向另一端，并从另一端穿出，深度为真皮下 1～2 毫米。把聚丙烯锯齿线穿到针管中去，把穿出的线压住，接着退出针管，用手推捏皮肤，使松弛的皮肤向外上方提取，剪断露出皮肤外的聚丙烯锯齿线，施术即告完成。术后可用绷带作向外上方包扎。

由于聚丙烯锯齿线微创提升、除皱术属微创技术，没有手术切口，因此不用担心疤痕的形成。其次，中式埋线微整形施术简便，但效果却十分显著，对皮肤松弛的早期皱纹有明显的疗效。

聚丙烯锯齿线由于带齿，植入时要用专用的导管送入。如要取出则十分困难，必须做小切口、分段才能取出，且取出术后会形成瘢痕。此外，聚丙烯锯齿线微创提升、除皱对较粗、较深的皱纹没有效果，需要在皮下加上生物蛋白线网状埋线效果才好。

聚丙烯锯齿线微创埋线提升除皱术的并发症主要有：一是术者经验不足致术后两侧不对称，主要是穿入的聚丙烯锯齿线两侧长度不一或位置不对称所致；二是术后出现血肿，主要是操作时造成的血管损伤，但一般 1 周后即可逐渐消退；三是出现排异反应，具体表现为红肿不退，主要是受术者是过敏体质者，如在术前排除这部分受术者，这类并发症完全可以避免。

中式埋线微整形提升紧致祛皱的作用机制认为，人体内的神经递质乙酰胆碱控制肌肉的收缩和舒张，随着年龄的增加体内的乙酰胆碱水平就会下降，因此而失去肌肉张力，导致肌肉下垂，紧接着皮肤就会变得松弛，当然这一切也发生在面部的皮肤和肌肉。显然要解决皮肤与肌肉的松弛，让皮肤重新变得紧致，最好的解决办法就是增加皮肤和肌肉中乙酰胆碱的水平，埋线面部下垂微整形的刺激穴位有曲池、合谷、腹八卦的脾、三焦、肾应用这些穴位以后补脾益肾，增加皮肤和肌肉中的乙酰胆碱酯酶浓度，可以解决脾虚下陷的根本问题。

附：下关穴埋线一穴面部提升紧致祛皱填充

下关穴是足阳明胃经的面部腧穴，又是足阳明、足少阳经的交汇穴，在临床历史上主要应用于下颌关节炎、面神经麻痹和三叉神经痛等治疗。目前，对四肢及躯体穴位的形态研究较多，而对头面部穴位研究甚少，至今尚未见对下关穴形态研究的报道。本人对下关穴进行由浅入深的局部层次解剖观察并对神经元定位研究，为下关穴的临床埋线研究提供形态学基础。

下关穴是由多种组织构成的一种多层次立体空间结构，下关穴区由浅至深涉及的神经来源和神经纤维成分复杂，且神经周围有丰富的血管伴随。在下关穴区埋线涉及的组织结构包括皮肤、浅筋膜、腺体、深筋膜、肌肉、血管、神经等结构。实验中发现下关穴区有多层次、多来源的神经分布，可推测该区应有较强的神经传导功能。

在临床中我们发现，下关穴埋线能够迅速解决面部下垂、松弛和皱纹，原理是是下关穴（蝶腭神经节）受到植线刺激改变了局部神经功能低下和体质问题的结果，下关穴可以迅速改变面部血液循环和疏通经络功能，从而使面部下垂、松弛、皱纹迅速改善，提高新陈代谢功能。

植线后面部提升紧致了、面部松弛和皱纹明显减少了，我们认为应用下关穴植线是迅速解决面部问题的一个治疗关键节点。解决了韩式微整形应用锯齿线物理提升需要高超的技术的困境，我们相信，在广大的中医长效针灸学者的不断努力下，这种独特的治疗方法一定会在今后的临床治疗中和面部微整形瘦脸提升、紧致、祛皱、丰脸方面大有作为。

正确取穴是治疗的关键，因为下关穴（蝶腭神经节）位于头颅深部的翼腭窝中，需要入针后不偏不倚地通过固定的狭窄骨间轨迹，直接刺向约 30mm 深的位置，刺中非常不易。所以首先要找好刺入点，其次要找对入针方向。（图 3-22）

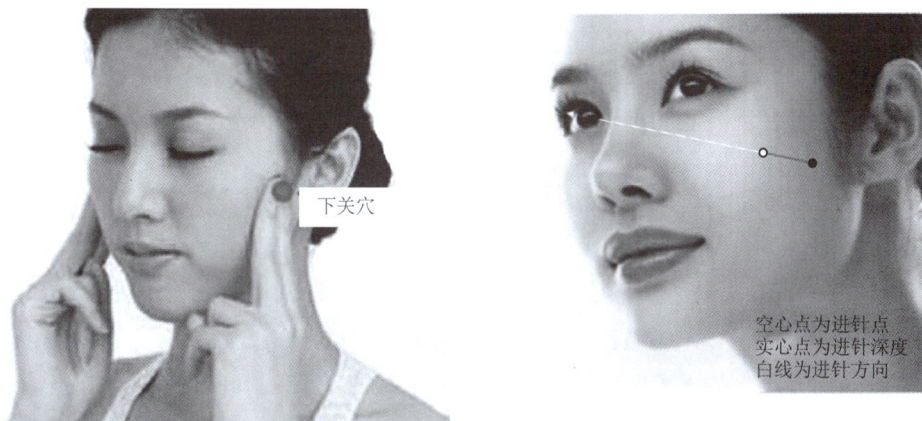

下关穴

空心点为进针点
实心点为进针深度
白线为进针方向

图 3-22　下关穴取穴（左图）及进针方向示意图

　　颧骨弓的下沿与冠突之间的缝隙是最适合刺向"下关穴"的最佳位置，因此进针点可选在颧骨弓的下沿，约相当于颞骨颧突和颧骨颞突合缝线部位稍显膨大处。通常在皮面取穴时，首先应找到颧颞结节这个最明显的标志，然后以左手食指在此结节的稍后方向上轻轻按压，就可触摸到颧骨弓一弯向前上方的最高点，这个凹陷处，称它为弓形切迹，左手食指尖的宽度正好与弓形切迹的宽度相符；只要将指头对准压满弓形切迹，并轻轻将该处皮肤向下按压约 1～2mm，使其离开颧骨弓下沿，露出进针的缝隙，然后，右手拇指、示指持针（在做这些动作前，都应保证做到绝对消毒），把针尖对准放在左手指甲尖中央的前上方，也就是弓形切迹骨缘下方中央最高点处，把针尖先刺进皮肤，再调整针身方向，瞄准前上方蝶腭神经节所在的位置，徐徐送入。

　　为了进针更方便，更简便的方法是让患者头向对侧适当倾斜，并稍许向后仰，将针柄、进针点、对侧外眼角三点连成一线，即可使进针点抬高至与"下关穴"穴位等高，在触摸进针点的同时，向前直刺进针即可命中。

　　下关穴埋线面部提升紧致填充祛皱对比图见图 3-23。

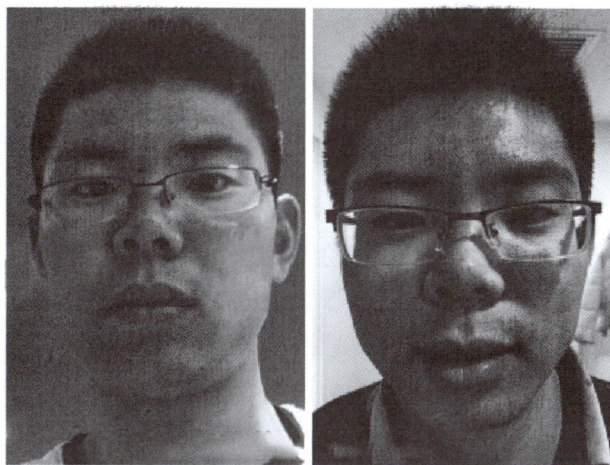

图 3-23　下关穴埋线前后对比

九、法令纹埋线去除术

脸上最容易显现衰老的部位不是眼袋，也不是额部的深沟，而是鼻子两旁的法令纹，也是面部最易出现的皱纹。年轻的女人，几乎看不到这两条纹路，如果这个沟很深给人第一眼的印象就是这个人不年轻了。法令纹是典型的皮肤组织老化松弛，造成肌肤表面凹陷和下垂的现象。

法令纹的出现，就是暴露了一个人的年龄变化，对很多人特别是女性而言，这无疑就是个噩梦。女性脸上出现了法令纹，使女性减少了几分柔情，会给人难以亲近的感觉。但每个人的法令纹长的也不一样，有的人法令纹不明显，非常的浅，有的人法令纹则又深又长。

（一）面相学中的法令纹

相对于法令纹的长相、深浅、长短，在法令纹面相中也是有着不一样的说法的。在法令纹面相学中，把长着又长又深法令纹的女性，称之为"犯孤神"，这样的女性，通常夫妻缘稀薄，并且有单身倾向。已婚者，不是离婚就是分居，只有能够独立生活，但他们通常工作能力都非常的优异。

1. 女性法令纹左右不对称且深

女性法令纹如果生的是左右两边均称，而且深浅适中，这样的人有自己的目标，会为理想而奋斗，只要努力便可获得成功；相反，如果法令纹生的不好，长短不同或有分支，而且法令纹还很深，这样的人，在事业发展上可能多坎坷，会经常变幻莫测；而且其婚姻方面可能多不顺，应多注意。

2. 女性法令纹过深

女性法令纹如果过深，则显得脸部臃肿憔悴，易给人感觉诸事不顺，奔波疲惫，经营事业成功率不高，生活品质一般，不易取得别人尤其是合作伙伴的信任。家庭关系也易出现不和谐的声音，弄的自己工作、生活首尾难以照应，容易失去信心，而且与父母的缘份不深，且年轻时会比较辛苦，难得到家庭的助力。

3. 女性法令纹深且靠近嘴角

面部肌肤老化松弛是发生法令纹主要的因素，有的人天生法令纹就比别人重，一般人到了 35 岁以后，法令纹会慢慢加深。除了遗传因素外，主要是年龄因素造成。随着年龄增长，皮肤里的胶原蛋白、水分含量会渐渐流失，皮下脂肪也会萎缩下垂，造成皮肤松弛和老化，形成皮肤表面上的凹陷，就会产生法令纹。女性如果法令纹深又靠近嘴角，这样的面相主感情纠葛，婚姻或者异性缘都不算太顺利的。面相学认为男性法令纹以长且开阔为好，这样的人事业会有成，能够发号施令，越开阔则事业会做得越好。面相学认为女性出现法令纹不仅仅是显得苍老，更重要的是会影响运势。

（二）法令纹中式埋线微整形调理方案

法令纹中式埋线微整形调理和面部其他部位一样，根据法令纹下垂程度进行设计，在耳朵上下选择锚点进针点，耳朵上面锚点在发际线内，耳朵下边锚点在耳垂下方隐蔽部位，在两个锚点向法令纹部位划线，进行交叉。划线以后进行碘伏消毒，发际线内消毒 2 遍才能彻底消毒。中式埋线微整形法令纹一般使用 00 号套管针聚丙烯锯齿线比较好，一个进针点是选取耳尖平行方向发际线中，向鼻翼外缘一条线，口唇上缘方向一条线，口唇下缘一条线；另一个进针点在耳垂下缘，同样向以上 3 个方向进针，在每一条线埋线以后需要进行拉紧固定，埋线结束以后法令纹就会立即消失。3～5 天后面部通过自体修复，一个平平整整且紧致的面容就会出现。这样紧致的面部和法令纹一般保持 2～3 年不变。如果年龄偏大，下垂和法令纹比较严重的也可以应用硅胶弹力聚丙烯锯齿线，它和生物蛋白线聚丙烯锯齿线应用方法不一样，需要特制的导管针导引，比较复杂，需要把硅胶弹力聚丙烯锯齿线拉紧到一个适当的松紧度，过松过紧都会使面部不适，熟练的埋线技巧是治疗成功的重要方面。（图 3-24）

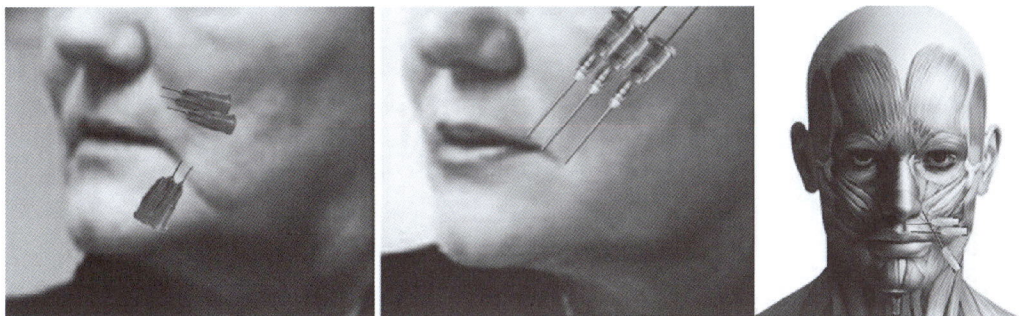

图 3-24　法令纹埋线紧致示意图

十、口角纹埋线去除术

口角纹是最常见的表情纹之一，嘴角皮肤老化也是导致嘴角皱纹的原因，随着岁月的流逝，嘴角处的皮肤中胶原蛋白含量会逐渐减少，使网状支撑体亦会变厚变硬、失去弹性，真皮层老化变薄，表面皮肤松弛即形成皱纹。导致皱纹的原因有很多，但都说明了一个问题就是皮肤老化了，皮肤老化是一个正常的自然现象，而基于人们对美和年轻的追求，除皱成为了现代女性继防晒美白之后的又一大延缓衰老课题。口角纹给我们的面部更添一份沧桑，看起来更加的苍老。从而严重的影响到我们的美貌。

（一）面相学中的口角纹

1. 对称明显的口角法令纹面相

职场上的幸运儿，能以自己喜爱的工作为职业，而且自力更生，56～57 岁时会是你事业的巅峰，如果还未满 20 岁，有此法令纹表示与双亲缘薄，且职场运势会每况愈下。

2. 过长绕嘴的法令纹面相

一个固执刻板、一丝不苟的人，因为很难与人沟通，朋友不多，此外健康状况亦不甚理想，容易罹患消化器官方面的疾病，老年时的运势也不会很好。

3. 不对称的口角法令纹面相

职场运势似乎不很顺畅，常会因管理上的问题而与部属发生争执，工作则是一个接一个的换，住家自然也会跟着搬来搬去，这种现象在 57 岁时会特别明显。

4. 弯入嘴角的法令纹面相

这种法令纹在古相学上称为腾蛇入口，主饿死，现在的诠释则是会因罹患消化器官之病变而影响饮食，其实也不必太在意，平常若保持一颗乐观的心，及早检查治疗即可避免。

5. 向外伸展的法令纹面相

精力充沛，健康及事业运都不差，此生总会有贵人扶持，而且人际关系经营得有声有色，三教九流的朋友总是高朋满座，是一个受人敬重的人，老年时则会有安逸的生活。

6. 贴近嘴角的法令纹面相

适合往艺术方面去发展，或许太执着工作，婚姻似乎不太顺利，女性有这种法令纹的话通常异性缘不佳，甚至会是个独身主义者。

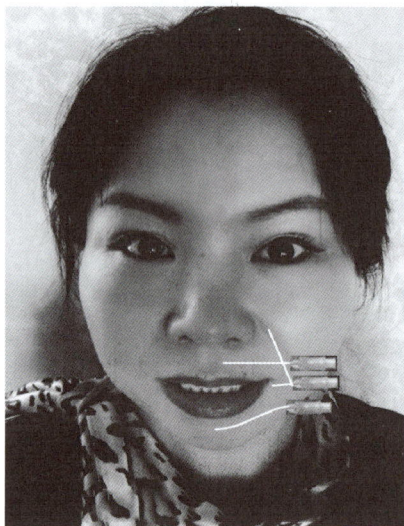

图 3-25　口角纹埋线示意图

（二）口角纹的埋线去除方案

除了日常对皮肤保养以外，医学治疗除皱逐渐的流行起来，大家所熟悉的口角纹的去除方法有好办法，我们主要推荐简单、没有副作用的埋线方法去除嘴角纹。

埋线去除口角纹是目前各种方法当中比较安全，没有副作用，并且效果很好的一种方法。（图 3-25）一般情况下在双侧口角纹的中点为进针点，根据不同情况向口角纹的不同方向放射状进针，应用生物蛋白线 00 号线，长度根据具体情况决定，采用因人而异原则。一般埋线以后口角纹就会消失，5 天后水肿消退，一个没有口角纹的漂亮口周就会出现在大家的视线当中。

十一、双眼皮中式埋线微整形

眼睛不仅仅是重要的视觉器官，在人的容貌美中还起着"画龙点睛"的作用，因此眼睛的结构、比例及外形往往会直接影响人的容貌。从我国大多数人的审美观来看，双眼皮一般比单眼皮漂亮；眼裂大比眼裂小漂亮；巩膜与虹膜的黑白分明比黑白不分明漂亮，两眼间距适中比偏宽和偏窄漂亮；眼睛的水平轴线略向上斜比向下斜漂亮，眼皮厚薄适中比太厚和太薄漂亮。但上面的表述毕竟太抽象了，用量化来表述即为两内眼角间距应为两外眼角间距的 1/3；两外眼角与颜面侧缘间距离为 19～24 毫米，上睑缘与眉毛间距离应在 10 毫米左右；睑裂上下径应为 10～12.5 毫米，睑裂左右径为 30～

34 毫米，角膜露出率为 80%；角膜直径为 12～13.6 毫米，内眼角睑裂为 48°～55°，外眼角睑裂角为 60°～70°。也就是说，在以上范围内的眼睛应该说是十分理想的。反之，要想获得眼睛美学的标准，唯有通过美容塑形加以矫正。根据临床统计，在所有的美容塑形项目中，眼睛的美容塑形处于领先的地位，从这一角度可以充分体现人们对眼睛的重视以及眼睛美在容貌美中的地位。

容貌的静态美是基础，而容貌的动态美则是更高层次的一种美。因为人的美是一种有生命、有活力的美。大家知道女性的双眼即使符合容貌的对称美、形态美、比例美也还不够。如果这双形态已经很美的眼睛能"说话"达到诸如眉目传情、眉开眼笑、顾盼生辉等动态美的话，则是美的最高境界。

不过眼睛的动感美，要有其物质基础，那就是眼睛动感的"神"往往出现在重眼睑者身上，因为重眼睑线行走于上睑缘与眉骨之间，犹如潺潺流水的小溪，汩汩地流动着，展现出一种动态的美感。然而，中国人的单睑率高达 50%，而单睑最缺乏的是那种充满了动感的美。正因为如此，埋线美容塑形术中，双眼皮高居各种美容术的首位，受术者的目的，就是要营造这种动感的美。埋线双眼皮是应用不吸收丝线将单睑改变为双睑的美容塑形技术，有别于传统的切开双眼皮，属微创美容塑形。埋线双眼皮只需通过埋线或由埋线引起的创伤反应使上睑皮肤与上睑提肌或睑板造成粘连，从而形成重睑。

埋线双眼皮的方法多种多样，常见的有间断缝合或连续缝合：上眼睑全层缝合或部分缝合；从皮肤进针或从结膜进针；一针或多针；折线或不折线。而目前使用较多、技术最为成熟的是连续埋线法和经皮肤入路的间断埋线法。连续埋线法是指从外眦至内眦埋一根长线，由于技术要求高，需有经验的医师操作。而间断埋线则在重睑线上埋 3 根 2 毫米的短线。连续埋线法比间断埋线法成功率高，重睑持久，不易消失（图 3-26）。

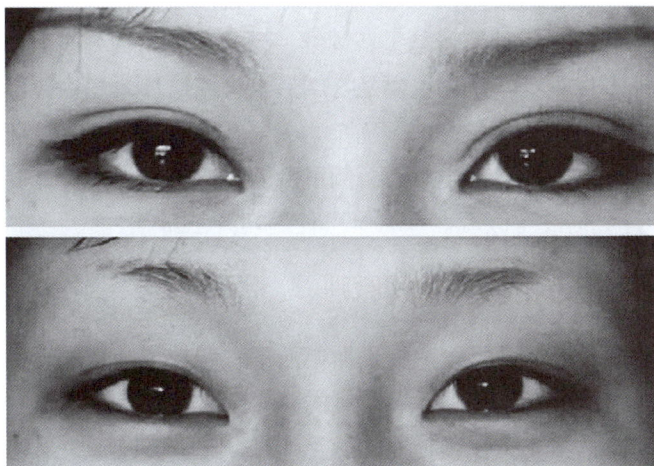

图 3-26 埋线双眼皮对比示意图

（一）双眼皮的埋线方法

先采用常规的消毒方法，用 2%利多卡因加适量的 0.1%肾上腺素作皮下浸润麻醉。然后用小尖定位器在设计好的重睑线的外端做一个 1～2 毫米长、深达皮下的定位点。将已穿上 6/0 号丝线或尼龙线的小三角针，在定位点上进针，途经真皮、睑板或板前筋膜、真皮后，从距定位点 1/4 重睑线处穿出，然后在原点刺入，重复第一针进针的方法，直至从重睑线的另一头穿出。接着再在原针孔处刺入，向外侧折回穿行。穿行的层次同上，最后回到定位点，穿出皮肤，然后打 3 个结，而尼龙线则需打 4 个结，以防止线结松脱。最后把线结送进定位点。埋线美容塑形后需涂上抗生素眼膏，埋线术后 3 天即可洗脸化妆。

（二）埋线双眼皮的优缺点

1. 优点

埋线双眼皮的最大优点主要是操作简单、易于掌握、不需开刀、创伤微小，加之不用拆线，术后无明显瘢痕，一旦重睑外形不佳易于修改，也可恢复原样，因此广受受术者的青睐。埋线双眼皮尤其适用于睑裂大、眼睑薄、眶脂不多、上睑皮肤不松弛、无明显内眦赘皮的人。特别是隐性双眼皮埋线后效果很好。

2. 缺点

如果操作的医师技术不精，操作不熟练，有可能出现双眼皮变浅变窄，甚至消失的尴尬现象；其次缝线结如果埋入过浅，有可能外露或形成小囊肿；如果埋线缝扎的位置过高，有可能会限制上睑提肌的活动，可导致上睑下垂，睁眼费力；此外，埋线双眼皮对上睑皮肤松弛及眶脂比较多的人，由于不能切除过多松弛的皮肤，因此有点束手无策。对于这部分受术者，应该接受传统的切开双眼皮。

（三）埋线双眼皮可能出现的并发症

埋线双眼皮可能出现的并发症，主要有重睑消失，造成的原因是重睑缝线未能带住睑板所致。补救的方法有两种：一是重新埋线；二是干脆用切开重睑法予以矫正。

此外，线结外露也时有发生，主要是打结后未将线结埋入皮内，导致线结外露，甚至形成小囊肿。线结外露的补救方法很简单，只需在消毒后用小刀片把皮肤切开一点，把线结重新埋入即可。至于双眼皮后，两侧重睑的形态一长一短，一高一低，极不对称的情况，如 3 个月后仍没有改观，那么唯有使用切开法矫正。

十二、面部微整形的整体调理原则

面部微整形的目的，不是维护和再造面部的形态和功能，而是要将人的面部形象塑造得更加完美，即在面部微整形中注入审美的要素。这就对美容整形工作者的审美意识和审美技能提出更高的要求，在施行面部微整形时，除了要遵守医学的要求和规范以外还要遵循和谐的美学原则。

（一）整体和谐的重要性

1. 和谐是美容整形审美的最高原则

人体是美的一种形式，这种形式必然遵循形式美的规律，即面部微整形应受形式美原则的指导。这些原则包括对称、均衡、协调、整体统一以及和谐。例如在行重睑术时，要求两侧重睑线的弧度、宽窄、长短大致对称协调，不可一侧高、一侧低，一侧宽、一侧窄；又如有些塌鼻子，确实应该行隆鼻术，可是有的人却要求做又高又挺的鼻子，其结果不但会破坏容貌的平衡协调，而且过高的假体张力过大，会使鼻尖皮肤溃烂。因此在面部微整形实施的全过程中，包括设计、画线、材料选择以及术中操作都应遵循形式美的基本原则。其中多样统一性（又称和谐）是最高层次的审美原则。

2. 和谐符合人体健康美

面部美是人类不断进化发展的结果，正常人的容貌、身体以及四肢等都符合形式美的规律。健康的人体比例恰当，动作协调，能适应内外环境的变化，表现出解剖特征美和生理功能美的高度协调统一。机体各个器官系统的功能表现出来的多样统一性是和谐的，这个人就是健康的。因此，和谐符合人体面部健康之美。如果哪一个器官或系统出现问题，机体出现了不和谐的表现——疾病，人也就失去了健康之美。

3. 和谐是美的事物的共同特征

和谐，即多样的统一。"多样"是指事物的各个部分在形式上存在着各种各样的差异性；"统一"是指事物的各部分在形式上存在着相同或相似，也就是说各个部分在形式上有其共性，并且与整体密切联系。这种多样统一法则是在变化中求统一，在统一中求变化，相互补充，相互协调，以达到一种整体的和谐。和谐是形式美法则中的最高形式，它涵盖了形式美的全部要素，即对称、均衡、比例、协调等规律。大家知道，人的面容是由形态各异的器官如眼、鼻、耳、口等共同组成的，而这些器官又必须符合面部的整体要求，按一定的尺寸比例分布在其适当的位置，这才是和谐的，才具有美感。如果一个东方人要求作一个"欧式眼"或"希腊鼻"，这就与整体太不协调了，看起来特别的假。什么样的脸型配什么样的五官，这种搭配一定要根据其种族、肤色及其他器官的特征和条件来决定，而不可随心所欲地强求。面部微整形的目的是恢复和谐，和谐是美容整形中必须遵循的基本原则，也是最高原则。

（二）面部微整形前设计的原则

1. 主次原则

在设计一张脸前应该找出主要问题和次要问题，一般主要问题往往是效果改变最大的，次要问题就是锦上添花的。能够分清主次将决定面部微整形的先后顺序，一般都是先解决主要问题再解决次要问题，先大刀阔斧再精雕细琢，先解决脸型问题再解决鼻眼问题。

2. 整体原则

做面部微整形最忌讳只见树木不见森林，不能只看眼睛或者只看鼻子，一定要把眼睛和鼻子放在脸上整体去设计。美讲究的是整体的协调和统一，而不是强调单一的漂亮，即使眼睛很漂亮，鼻子很漂亮，如果不协调一起放在脸上就成了很别扭的怪胎。

3. 美学标准原则

掌握美学标准和美学观察以及其测量的方法是一个整形医生必备的。虽然美学上有具体数值的标准，但我们医生经常用的是比例的标准，比如三庭五眼、鼻尖-唇-下颌三点一线、鼻额角30度、鼻小柱与上唇成直角等。

4. 可逆性优先原则

面部微整形的整体发展趋势是简捷、安全、可逆，现在埋线美容被很多求美者热捧就是这种趋势的迹象。咨询师在术前沟通时，应该尽可能设计可逆性治疗方案，能埋线尽量不面部手术，这样无论是对求美者还是医院来说都有利，是"双赢"。

5. 个性原则

美是有标准的，但不是唯一的，外表美与内在美的结合才能体现出一个人的个性。你是内向、外向还是内外兼有，首先要从外表表达出来，尤其是对于演艺圈的人，是走活泼可爱的路线，还是走性感成熟的路线，总之要有自己的个性，要有自己想（要）表达的东西。性格不同，设计的风格亦不同，这一定是未来整形发展的趋势。

6. 安全简便原则

微整形埋线首先要考虑到受术者的生命安全。从安全及减少并发症出发，还需隔几个月后再做第二次埋线修复。又如对于眼皮薄的年轻人行重脸术，埋线法的效果并不比切开法效果差，且简便，出现并发症的几率少，因此，从安全、简便原则出发，应选择中式埋线微整形术式。

7. 开运整形

现代人做整形主要为了追求完美、提高颜值、增加自信，但也有一部分人是为了开运。面相学在我国有着几千年的历史，像"鼻梁高，官运通""鼻主富贵，塌鼻梁不聚财，宽鼻翼不敛财"之说，要求鼻梁讲究高而挺，鼻翼饱满，鼻头有肉，这样的男人官运财运才好，而女人则富贵，很有旺夫相。其实古代的面相学和现代的审美观也有很多冲突的地方，比如古代以双下颌为福相，而这种福相在现代人眼里却显得不美观。

"追求美是社会进步的象征"，咨询师和整形医生作为美的使者，不但需要多才多艺，需要不断学习创新技术，还要拥有与时代俱进的审美观才算完美。

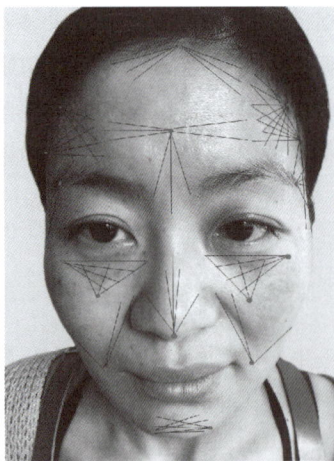

全脸中式埋线微整形示意图见图3-27。

图3-27 全脸中式埋线微整形示意图

第五节　身体其他部位中式埋线微整形

一、颈纹中式埋线微整形调理

大家知道，天鹅的脖颈是最优雅迷人的，那么女性的颈部何尝不是呢。因为颈部是脸部与身段的连接处，如果光有俏丽妩媚的脸蛋和玲珑别致的身段，却没有中间优雅迷人的连接，那么好的脸蛋和身段均会大打折扣的。令人沮丧的是，颈部也是多事之处，也是颈纹极易发生的地方。试想一下，皱纹繁多的颈项，何美之有。颈部皱纹是人老化的重要标志，颈部皱纹也是女性暴露年龄的主要部位。不管是多么美丽的大明星，虽然都极其美丽，极其注重保养，但仍然不能遮挡住颈部皱纹的侵袭。而出现了颈部中式埋线微整形美容术后，这一令人困惑的难题就得到解决。

颈部埋线祛皱是中式埋线微整形当中技术含量很高的一种方法，由于颈部皮肤较薄，毛细血管网分布致密，加上中年以上的人颈部肌肉开始松弛下垂，皮肤弹性降低，操作起来比较困难，所以颈部祛皱、紧致、提升需要同步进行。

第一步是设计中式埋线微整形方案，根据每一个人的具体情况因人而异制定埋线方案；第二步是碘伏消毒以后在颈纹的皮下注射 1% 利多卡因沿皮麻醉，这个量要小，边注射边退针，把整个颈部皱纹都要进行麻醉；第三步是在麻醉后的部位横线一针接着一针的植入 00 号生物蛋白线，平行线结束以后再在平行线之间进行网格斜刺埋线若干根，让颈部形成一个网格结构。埋线以后立刻颈部皱纹消失，埋线进针点针眼的结痂一般在5～7 天脱痂，进针点不会留有痕迹，年轻人一般一次就可以让颈纹消失，保持 2～3 年不变。年龄越大，效果越差，需要 2～3 次埋线调理才能完全去除颈纹，同时颈部的松弛、下垂都会明显改观，一个优雅迷人的颈部就会出现。（图 3-28）

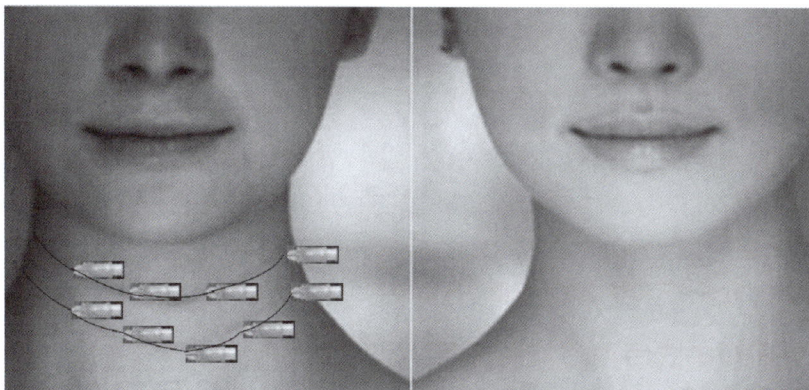

颈部皱纹埋线先 1% 利多卡因麻醉，应用 000-00 号生物蛋白线沿颈纹在皮下植入线体，
没有间隔一针接一针的埋线。一般埋线结束颈纹就消失了。

图 3-28　颈部埋线祛皱紧致进针示意图

二、蝴蝶袖中式埋线微整形调理

"蝴蝶袖"顾名思义是指因臂部脂肪堆积而引起的上臂下垂、松弛等现象。蝴蝶袖原指一种法式浪漫柔美的服装设计风格，两袖宽松自然垂降，举手投足间双袖随风飘逸，如蝴蝶般优雅振翅的模样。现多用来形容上臂后方松垮下垂的赘肉。蝴蝶袖正好位于肱三头肌（上臂后缘）的位置，即大臂内侧腋窝下边，经常会生有两片赘肉，我们形象的叫它"蝴蝶袖"。因为肌肉面积大、利用机会少，若非特别加强练习的话，即使是天生丽质的瘦妹妹也经常会有这两片软趴趴的肥肉，让整个身材显得比较臃肿，为蝴蝶袖所苦。

上臂的不良形态可以由肌肉过分发达以及脂肪过多而引起。其中上臂皮下脂肪过多而导致上臂形态不佳最为常见。亚洲国家处于亚热带地区，穿着T恤、背心这样很轻易暴露上臂及腋窝前后突显的部位，如果这一部位脂肪堆积严重或者下垂，那就会让女性十分窘迫。上臂部一般容易堆积皮下脂肪，大多数女性肩膀及上臂脂肪较多，肌肉气力薄弱，受到地球引力的影响会使皮肤松弛下垂，特别是对上臂肌肉的隆起更显无奈。通过埋线消除胳膊粗壮和下垂部脂肪堆积，这样上臂就不会再有雄壮及阳刚之感了，也无虎臂之"美称"了，从而变得纤细和骨感而富有动感之美。要让女性拥有骨感美，埋线的针孔要尽量隐蔽。而富有动感之美。术后不影响工作及日常生活。短期内会有稍微的不便利，一般7天左右就会活动自如了。

在上臂解决蝴蝶袖应该在粗壮或者下垂的肌肉部位多点定位，呈网格状在上臂的内、外侧埋线，使用00号甲壳素线效果比较好，这种线没有副作用、没有肿胀和感染、没有疼痛，深受医生和患者的青睐。当然蝴蝶袖中式埋线微整形调理是局部治疗方法。如果病人肥胖应该整体减肥，下垂松弛是脾虚问题，采用脾经的穴位调理补益脾气是治本之策。最好不要使用胶原蛋白线（羊肠线），使用后容易感染化脓，起包，胳膊几天抬举困难，患者依从性差，所以选择合适的线体在中式埋线微整形当中是十分重要的。

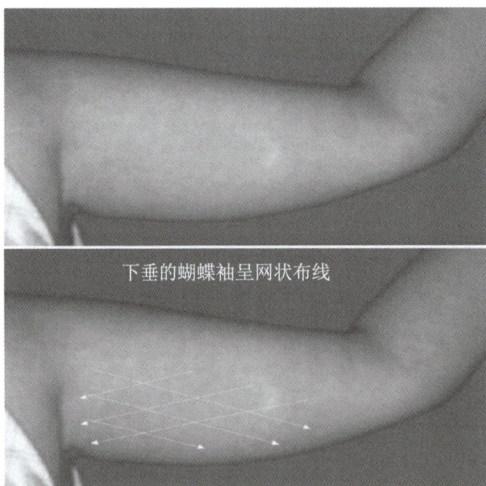

下垂的蝴蝶袖呈网状布线

图 3-29 蝴蝶袖及网格埋线示意图

蝴蝶袖及网格埋线见图3-29。

三、妊娠纹中式埋线微整形调理

妊娠纹是萎缩纹的一种。萎缩纹是人体在怀孕、健身、体重骤增过程当中产生的皮肤纤维断裂现象，呈红色、白色或紫色条纹。它还包括肥胖纹、运动裂纹。运动幅度较大的身体部位，除腹部外，还有股内外侧、膝盖、臀部、腰骶等部位。

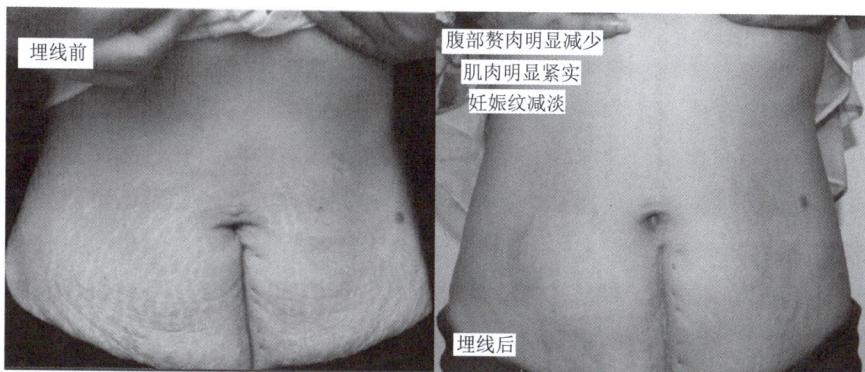

埋线前

腹部赘肉明显减少
肌肉明显紧实
妊娠纹减淡

埋线后

图 3-30　妊娠纹埋线前后示意图

人体的腹壁组织从外到内分别为皮肤、皮肤弹性纤维、皮下脂肪层、肌纤维群与肌腱组成的腹直肌、腹膜前脂肪层和腹膜。正常情况下，皮肤弹性纤维与腹直肌保持一定的弹力，并在一定限度内自由伸缩。当女性怀孕超过 3 个月时，增大的子宫突出于盆腔，向腹腔发展，腹部开始膨隆，皮肤弹性纤维与腹部肌肉开始伸长。妊娠 6 个月后更加明显，这时皮肤弹性纤维逐渐出现断裂，腹部皮肤表面慢慢出现粉红色或紫红色的不规则纵形裂纹。生产后，断裂的弹性纤维逐渐得以修复，但难以恢复到以前的状态。而原先皮肤上的裂纹便渐渐褪色，最后变成银白色的妊娠纹。

妊娠纹的发生部位在腹部，妊娠纹的发生与体质有关，不是每个孕妇都会有妊娠纹，而妊娠纹的严重程度也会因人而异。新妈妈看着怀中的宝宝一天天的长大，心情那种幸福与喜悦之情，无以言表，然而在美妙的心情下，却被生产以后讨厌的妊娠纹埋上了阴影，自己的美丽身材，靓丽肌肤，都因为妊娠纹的出现，而成为过去，妊娠纹让爱美的女人难受不安。

妊娠纹很顽固，迁延难愈，让人有苦难言，心情郁闷。近年来，我们应用中式埋线微整形技术去除妊娠纹，取得了很好的疗效。受到了有妊娠纹、肥胖纹爱美女士的欢迎，解除了这些人的痛苦。

妊娠纹中式埋线微整形调理方案：妊娠纹与体质和气虚相关，埋线的时候一定首先调理气虚体质、痰湿体质，减肥与治疗同步进行才能取得好的效果。妊娠纹埋线首先在腹部应用八卦埋线，再在腹部每间隔 5～7 公分纵横划线形成一个网格结构，应用生物蛋白线最好，埋线后再应用电动微针的刺激将生长因子刺入妊娠纹中。以后很快就可以看到妊娠纹淡化，皮肤紧致。（图 3-31）

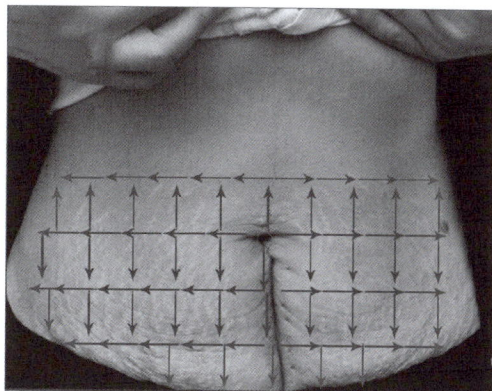

图 3-31　妊娠纹肥胖纹埋线网格紧致示意图

四、乳房下垂中式埋线微整形调理

乳房，自古以来就是女人美丽的象征。对于成年女性来说，它不仅是性与哺育后代的符号，更是与生命紧紧相联的一部分，是内分泌的靶向器官。乳房在正常情形下，尤其是年轻的妇女，乳头的水平位置是在乳房下皱襞之上，若掉在其下即是所谓的乳房下垂。下垂得越严重，就掉得越低。

（一）胸部的经络

（1）直接通过胸部的经络有9条，即心肺经、心包经、心经、任脉、肾经、胃经、脾经、肝经、胆经，很多身体的问题都会影响到胸部健康，所以胸部也成了女人最应该关注的地方！

（2）心肺经，心主血，肺主气，气推血走，血带氧走，乳房长在心肺区，当乳房出现乳腺增生或者乳腺堵塞的时候，就会影响到身体的气血受阻，循环不畅，导致气血两虚；一个气血两虚的女人，必定会体弱多病，手脚冰凉，面部萎黄长斑长痘，宫寒，腰酸背痛，肩颈疾病，失眠多梦等一系列的亚健康问题，乳房对应的是心肺区，也就是说，乳房健康问题，不单单是促进乳房局部的气血循环，预防乳腺疾病，同时还可以加强心肺区的气血运行，从而促进全身的气血循环，保障身体健康。

（3）肝胆经，脾胃经，肾经：肝胆经不通，脾胃功能一定不好，肝主筋，肝血虚就会结缔组织松弛，导致乳房扁平萎缩，营养吸收不良，胃痛胃胀；脾气虚就会导致肌肉塌陷，脾主肌肉，主生化气血，胸部松弛跟脾气虚有直接关系；肝肾同源，怒伤肝，肝气郁结影响肾，肾主生殖藏精，肾功能不好易造成内分泌紊乱，肾虚腰酸性生活不协调，代谢失调，身材很容易发胖，不能保持"s"曲线。

（4）乳房和子宫卵巢同属于任脉和性腺，是密不可分、相辅相成的关系，比如：如果乳房是花，那么卵巢就是根，根萎缩了，花还能开多久呢？胸腺萎缩，性腺就会萎缩，任脉不通就会乳腺增生，如果不及时疏通，未来一定会得子宫肌瘤、卵巢囊肿、妇科疾病甚至性冷淡、性生活不协调是导致离婚的一大诱因，所以保证乳房健康不仅是个人的事情，更是对老公、对家庭的一份责任，乳房健康了，子宫会自动收缩，延缓生殖系统萎缩和衰老。

（二）乳房对女人的重要意义

女人说：从小到大，您是我最好的朋友，您不仅解读了我的美丽，更鉴证了一个女孩到女人从青涩到成熟的过程……因为有你我才更女人……

1. 自信心

胸部与子宫卵巢同属于性器官，是女人的第二张脸，很多女性过度关注脸部是否长斑长痘却很少关注到与生命相关的第二张脸，女人关注脸部无非是想自己更年轻漂亮，最重要是让自己更自信，可有几个女人在第二张脸出问题之前想过去关爱它？可否想过，第二张脸也决定着第一张脸的漂亮与否，决定着你在老公面前的更大的那份自信，决定着你的家庭幸福，一个家庭幸福的女性，由内而外散发的都是自信的气息，自信的女人总是最迷人的。作为女人必须要有一个丰满的胸，千万别做只关注面部外表，而忽视第二张脸落后的女人。正常女性乳房见图3-32。

2. 性福是幸福

（1）乳房是唯一外露的性器官，在乳房上有相应的性腺区，刺激乳房可以激活性腺，分泌激素，延缓生殖系统的萎缩及衰老，预防性冷淡，让家庭更幸福。

（2）如果把女人最诱人的部位归结为 10 处，有70%的男人选择乳房，男性从乳房启动

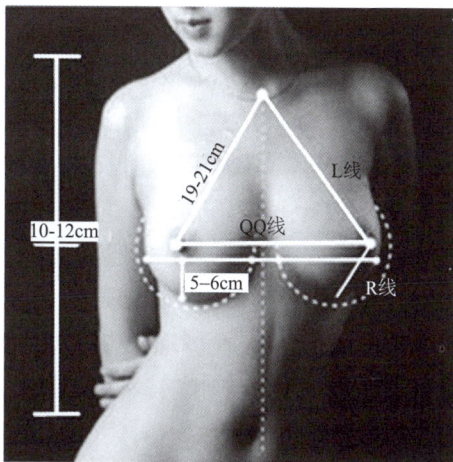

图 3-32　正常女性乳房示意图

性爱的占 67.8%，女性从乳房接受性爱的 97%，外面的人看的是你的脸，老公却不会捧着你的脸睡觉，一定是抱着你的胸睡觉，男人的双手伸开之时所形成的圆弧跟女人的胸部凸起的圆弧极度吻合，所以健康又漂亮的胸部绝对能锁住男人的心。

（三）乳房下垂的原因

乳房下垂是指乳房在合理情形下，尤其是年轻的妇女，乳头的水平位置是在乳房下皱襞之上，若掉在其下即是所谓的乳房下垂。

（1）哺乳造成乳房下垂　一般在哺乳停止后，因为激素水平的减低，乳腺泡管、腺体和脂肪组织都会发生萎缩，而皮肤及支撑组织却相应较多，所以就会造成乳房下垂。

女性在哺乳期后发生的乳房下垂，其下垂程度和妊娠、哺乳的次数有关，这主要是因为哺乳期后，女性乳房内腺泡萎缩，原间质中的纤维结缔组织由于在妊娠末期和哺乳期被乳汁充盈而延伸、拉长，这种情况在停止哺乳后，纤维结缔组织回缩不全，相对延长，所以，会使乳房松弛而下垂。女性孩子生得越多，就越会发生皱纹和肌肉松弛，这种倾向之所以会增加，可说是和产后调养和食物有密切关系。

（2）减肥造成乳房下垂　就是减肥方法不当致速度过快，造成乳房内脂肪组织与皮肤松弛所致。多见于中青年妇女。减肥长期处于饥饿的状态，人体以为进入了饥荒年代，必然会调动储藏的脂肪和蛋白质来应付，而乳房的主要结构成分之一就是脂肪和胶原蛋白。胸部脂肪减少、皮肤松弛、胸肌流失，而营养不足又引起腺体组织萎缩，整体胸部组织减少，但连接胸肌和乳房的结缔组织却没有随之减少，因此胸部就变小变下垂了。

（3）老年乳房下垂　人变老后各种机能都有所减退，内分泌机能同样下降和萎缩。

（4）过度节食减肥蛋白质摄取不足。

（5）喜欢用很热的水洗澡　洗澡时避免用热水刺激乳房，更不要在热水中长时间浸泡。否则会烫去皮肤表面的角质层，让皮肤越来越干，使乳房的软组织越来越松弛。洗澡时的水温以 27 度左右为宜。

（四）乳房下垂的分型

轻度下垂：乳房下极超过乳房下皱襞 1～2cm。

中度下垂：乳房下极超过乳房下皱襞 2～3cm。

重度下垂：乳房下极超过乳房下皱襞 4～10cm。

特重度下垂：乳房下极超过乳房下皱襞 10cm 以上。

乳房下垂的外观形态一般有三种：纺锤状乳房下垂、三角巾状乳房下垂及牛角状乳房下垂。

纺锤状乳房下垂是乳房基底部的横径缩短为特征的乳房下垂。乳房基底部圆形冠状面小于乳房远端的冠状面，酷似纺锤，故名纺锤状乳房下垂。此种乳房下垂畸形系乳房组织疝坠至乳晕区域皮下所致，常合并大乳晕综合征。多见于哺乳后的中青年妇女。

三角巾状乳房下垂系整个乳房呈扁平状，像挂在胸壁上的三角巾，故得名。乳房基底部冠状面呈长椭圆形，乳房纵径大于横径，没有明显的乳房组织疝坠至乳晕区域皮下。多见于中老年妇女，特别是绝经后的妇女。

牛角状乳房下垂的乳房基底部冠状面及远端冠状面基本相等，或者远端略小，乳房纵径较长，乳头位于乳房下线，外观如牛角，乳房内纤维及脂肪组织相对增多，乳腺组织较少，乳房手感较致密，皮肤弹性较好，此类乳房下垂多见于青年女性。

（五）乳房下垂埋线提升矫正术

乳房下垂埋线提升矫正术能够有效解决乳房下垂的问题。乳房下垂严重影响我们的整体美感，会令爱美者非常的难过没有自信，而且还会影响到爱美者的身体健康。选择乳房下垂埋线提升矫正术，乳房下垂问题都能够得到很好的解决。给你塑造出一个完美的挺拔的胸部。在进行施术前，医生会根据受术者的身体情况，包括体形、身高等来制定出一份最合适的手术方案。

（六）乳房矫正术的优点

（1）乳房不仅可以得到提升，而且并不会影响到今后的哺乳。

（2）乳房变得高挺，提升到最适当的位置。

（3）乳房不再下垂，而变得丰满高挺起来。

（4）如果术后还有任何的要求，都可以进行再次的埋线提升。

（七）乳房下垂埋线调理

1. 首先在背部督脉进行督脉贯通，再在胸背部对应区进行埋线，取前病后取之法，贯通阴阳（图 3-33）。再在胸部乳房周围进行 2-0 生物蛋白线围刺若干根，最后在乳房上方进行聚丙烯锯齿线提升下垂的乳房。

2. 聚丙烯锯齿线埋线提升悬吊：以埋设导引缝合针引 2-0 可吸收聚丙烯锯齿线胶线，从进针点进针，再将 2-0 可吸收聚丙烯锯齿线在乳腺腺体周围寻找一合适的点或数点进行埋线，不用打结，乳腺乳头即达到上提目的。

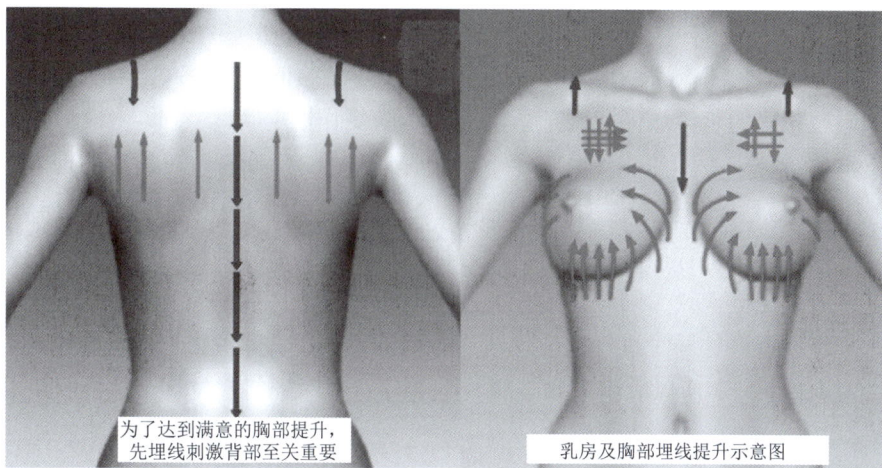

为了达到满意的胸部提升，
先埋线刺激背部至关重要

乳房及胸部埋线提升示意图

图 3-33　乳房下垂背部埋线部位示意图及乳房下垂胸部埋线部位示意图

减肥瘦身最怕就是胸部也跟着"瘦"，想要打造纤瘦身材，却又想留住美胸，那么该如何丰胸呢？刺激丰胸穴位，是天然丰胸的最快方法，减肥不减胸，我们的乳房中，大部分都是脂肪，也就是说，脂肪是构建胸部不可缺少的成分，脂肪令我们的胸部圆润、丰盈、柔软并富有弹性。所以，想要胸部变大，最直接的方法就是让脂肪都积聚到乳房内。可是，让脂肪只储存在胸部是相当难的，肥胖的女性，胸部也比较大，而瘦下来后胸部也随着变小，这些情况非常普遍。如果想身材很苗条，胸部却比较丰满，那么从体质上来看，乳腺就要变得很发达才行。

想要令乳腺发达，那么雌激素就不可缺少，秘诀就在于对丰胸穴位刺激，通过刺激乳房上的美乳穴位，活化雌激素的分泌，胸部步步升高，而且还能美容养颜，天然健康又轻松，就能打造完美"胸"部。

（1）膻中穴：丰胸又美肌。

通过埋线刺激膻中穴可以最直接地刺激雌激素的分泌，是丰胸中不可缺少的穴位。

穴位定位：在左右乳房内侧之间的正中央，用手指按下会有轻微的疼痛感，这穴位就是膻中。

（2）天溪穴：刺激天溪穴，能令乳腺发达，胸部变得更丰盈。

穴位定位：位于乳头向外延长线上，将手的虎口张开，正对乳房四指托住，拇指对着乳房外侧两处，肋骨与肋骨之间的地方，就是天溪穴。

（3）渊腋穴：令胸部更坚挺、更有张力，埋线刺激渊腋穴，能加速血液循环，令摄入的营养顺畅地输送到胸部的每个角落，同时提升张力与弹性。

穴位定位：在侧胸部，举臂，当腋中线上，乳头下 10 厘米，腋下 3 寸，第 4 肋间隙中的就是渊腋穴。

（4）乳根穴：促进体液循环，埋线乳根穴能刺激雌激素分泌，淋巴等体液循环顺畅无阻，同时对于产妇产后乳汁充盈也有不错的功效。

穴位定位：乳根穴位于乳头正下方，大约相距2根手指，第4肋间隙中。

（5）大巨穴：胸部丰满不是全部，挺立的胸部才是美的，大巨穴就能刺激卵巢和乳腺发育，通过正确的刺激能促使胸部紧实光滑，恢复弹性美胸！

穴位定位：位于下腹部，从肚脐往下到耻骨连线的3/4处左右三指宽的地方。

（6）升提穴：是以主要部位功能命名的一个特定穴位。临床主要用于治疗内脏下垂，中气下陷性疾病为主，有补气穴，壮阳穴之称，是中医用于益气壮阳的首选穴位，亦可作为中老年人的保健穴位。同理，治疗乳房下垂也是一个重要的穴位。

在常规埋线提升的同时进行穴位埋线进行疏通经络、调和气血、益气壮阳，健脾补肾是从根本上的治疗，所以乳房下垂丰胸一定要注意中医经络穴位调节才能收到标本兼治的效果。

（八）自体脂肪隆胸技术

埋线以后，有的医生喜欢对轻度乳房下垂采取自体脂肪隆胸技术。自体脂肪隆胸是将女性腰、腹、臀、腿等部位多余的脂肪颗粒移植到胸部，这种方法不开刀、不出血，由于是自体组织，不会出现排异现象，在矫正乳房下垂的同时还能拥有手感真实的丰满双乳，所以埋线以后进行自体脂肪隆胸技术更能增加效果，可以辅助应用。

五、臀部下垂与提臀

女人身上最迷人的部位除了锁骨就是翘臀，不管你的身材多么苗条，锁骨是多么优美，但是一个下垂的臀部就会影响整体美观。因此了解臀部下垂的原因是非常必要的。

（一）引起臀部下垂原因

1. 贴身衣物不合适

因为女性的身体很柔软，内衣的作用会导致体型改变，所以每天贴身穿的内衣也很重要。穿着不合自己尺码的内衣，过小的会勒住肌肤不利于血液流动，过大则臀部和内衣间有间隙，无法托住臀部会也引起臀部下垂。

2. 不良坐姿

自我检测是否有以下不良坐姿：坐一点椅子，背靠着椅背，翘二郎腿或者脚伸在前面……这些坐姿不但容易使臀部下垂，还会引起中医所说的脾阳虚、气虚下陷，臀部也会肌肉下垂，引起臀部下垂、腰痛和身体不适。

3. 高跟鞋

不仅由于坐姿，长期穿5cm以上的高跟鞋走路也是引起臀部下垂的一大原因，因为穿高跟鞋走路时会自然而然形成膝盖弯曲的习惯，还有人习惯重心放在一个腿上。这些不好的习惯都会引起骨盆歪曲。骨盆一歪曲臀部就会横阔，从而臀部变大。

4. 运动不足

不光是长时间坐着的人，由于运动不足和随着年龄增长也会引起肌肉量的增加，肌肉量一增加就无法负荷臀部脂肪的重量，在重力的施加下臀部就下垂了。日常生活中塑造臀部肌肉的机会本来就很少，所以若是经常不运动后肥胖，臀部就更容易下垂了。

5. 不良生活习惯导致臀部下垂

现代人的饮食形式是高热量、高甜度、口味重，是造成肥胖的主要原因，还有熬夜、抽烟、喝酒这些不好的生活习惯，不要以为那跟臀部没关系，如果不爱运动，那情况就更加糟糕，那厚厚的脂肪肯定会找上臀部，臀部下垂也就是理所当然的了。

女人都希望有一个紧致丰满的臀部，健康美丽的体魄，臀部下垂肥胖会给人带来无尽的烦恼，所以根据以上几条因素，改变一些不良生活习惯，同时进行埋线提升紧致臀部，会给人创造一个美丽的臀部。

（二）臀部埋线提升方法

按图3-34应用PPDO锯齿线长线沿箭头方向在肌肉层埋线可以达到立竿见影的提升效果，同时要认识到臀部下垂和中医的气血虚弱相关，可以

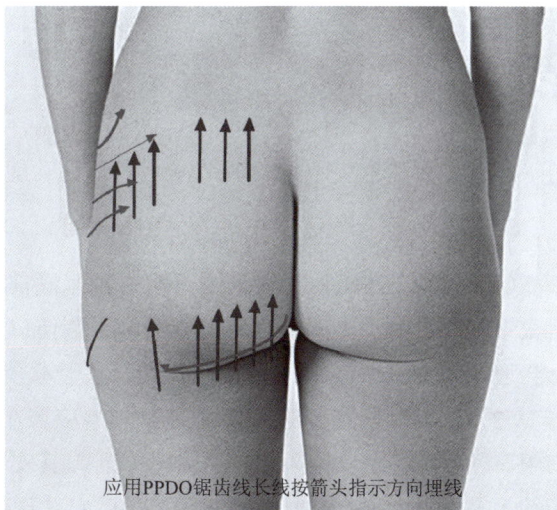

应用PPDO锯齿线长线按箭头指示方向埋线

图 3-34　臀部下垂埋线提升示意图

在中脘、关元、足三里、承扶穴埋线达到补益气血的效果，从根本上解决臀部下垂问题；对于痰湿体质肥胖的臀部下垂配合化痰利湿的二陈散效果更好。

六、阴道埋线紧缩术

许多女性产后都面临阴道松弛的难题，她们虽然对性生活不是很满意，但是碍于害羞，都难以启齿。现在，随着人们对性生活质量要求的提高，到整形医院做阴道紧缩术的女性也越来越多。

（一）埋线阴道紧缩术概念

阴道缩紧术是一个不太复杂的手术，但是由于每个个体要求不同，阴道紧缩术的方法也不完全相同。主要方法有两种，一种是直接去除阴道后壁的部分黏膜，然后直接缝合以达到紧缩目的；另外一种为不损伤阴道黏膜的埋线阴道紧缩术。

（二）阴道埋线紧缩术的几大优势

（1）通过埋线的方法使阴道缩窄且恢复弹性，增进夫妻感情，提高生活质量，从而达到稳定家庭和社会的目的。

（2）防止细菌感染，消除异味，排除不良分泌物，对妇女阴道和子宫疾病，如子宫

颈炎、白带过多症等有防治作用。

（3）令女性阴道收缩，提高阴道肌肉弹性，促进性功能。可保持内外舒爽，预防不洁之性生活感染。

（4）促进血液循环、增强分泌润滑对改善产后松弛或中年以后出现的干燥现象有着良好的效果，重返少女时代不是梦。

（5）预防和治疗：由于阴道松弛造成的膀胱、直肠膨出，子宫脱垂，纠正尿潴留、便秘等。

（6）埋线方法简单，创伤小，时间短，术后恢复快，效果显著，尤其适合经阴道分娩的妇女。

（7）对性冷淡、性欲减退、性生活不协调、多胎多育、坠胎、中老年夫妇性生活障碍等都有显著的意想不到的调节作用和辅助功能。

（三）做阴道埋线紧缩术的最佳时间

（1）月经干净以后五天到距下次月经来潮前一个星期这段时间内，因为如果手术以后太短时间内月经来潮，会增加感染，不利伤口愈合。另外在实施阴道紧缩术距月经太近会增加术中出血概率，增加阴道紧缩术手术合并症的发生。

（2）女性做阴道紧缩手术的最佳年龄应该在 23～40 岁，一些性生活质量下降的夫妇中，多少都存在女性阴道松弛的现象。但其实对于阴道松弛的现象可以选择采取阴道紧缩术来帮助他们提高性生活质量。产后妇女从受孕到分娩，身体各器官都有很大变化，产后要经过一段时间才能恢复。尤其是生殖系统变化最大，而且在分娩过程中多有或轻或重的损伤，因而更需较长的恢复时间。过早进行阴道紧缩手术好比雪上加霜，那边还没恢复好，这边又造成阴道损伤，会引发阴道感染，产生炎症等。所以产后妇女应该推迟做阴道紧缩术的时间，阴道本身有一定的修复功能，产后多做阴道扩约肌锻炼，阴道出现的扩张现象在产后 3 个月得到一定的修复。等阴道恢复稳定后再进行阴道紧缩术效果为最好。

（四）埋线阴道紧缩术前检查

第一次就诊时医生要确定阴道是否松弛，以及是由何种原因造成的，此时应向医生明确地讲述感到不适的问题和希望通过手术达到的效果，以帮助医生了解你对手术效果的期望并确定这些期望是否能达到。（图 3-35）

（五）阴道埋线紧缩术操作步骤

1. 阴道埋线紧缩术术前准备

手术之前一定要做好全面准备工作。一定要排除一些妇科疾病，如子宫病变、月经是否正常、有无怀孕、有无皮肤病等，应该以一个健康的身体迎接手术。另外，在月经过后 3～7 天安排手术为最佳，并在手术前 3 天开始，应每天用 0.1% 的新洁尔灭清洗外阴，保持阴部干燥清洁，并应禁止性交。

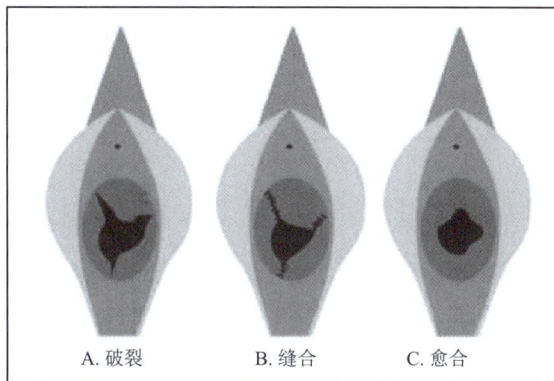

图 3-35 阴道埋线紧缩术术示意图

2. 阴道埋线紧缩术手术过程

阴道紧缩术手术方法比较简单，局麻下就可进行手术，一般不做大量的组织切除，只需去除阴道口内 3～5cm 的阴道黏膜皱襞然后紧缩缝合黏膜即可，如果阴道口过于松弛，也可在阴道黏膜下的提肛肌做两针褥式缝合，以紧缩阴道口，增加阴道口的紧缚能力，如果阴道口下方由于分娩造成撕裂，从而使阴道外口形态受到破坏，在完成阴道口紧缩的同时，还可以改善阴道外口的形态，让她更加美观漂亮。

3. 阴道埋线紧缩术术后恢复

手术后，注意清洁护理，可以适量遵医嘱服用一定抗生素抗菌治疗。在术后一个月内禁止性生活，一个月后及时到医院复查，确保手术成功万无一失。在术后两个月，就可以体验夫妻性生活，当阴茎插入阴道口之后，就有一种被"握紧"的快感，因此就可以判断阴道紧缩术手术很成功。

（七）术后注意事项

术后要卧床 12～24 小时，用 1/5000 的高锰酸钾液坐浴，每天 2 次，共 7～10 天。早期应避免用力、弯腰和举重物，四周后可恢复体育锻炼。术后一个月内禁止性生活。

（八）术后效果

大部分女性通过手术即可以恢复以往和谐的性生活，但是也有一部分女性因为术前心理因素的影响，而出现术后心理紧张以及不适感等，导致阴道痉挛无法正常进行性生活，这时需要在心理咨询师的指导下慢慢恢复。

七、疤痕埋线修复

疤痕是各种创伤后所引起的正常皮肤组织的外观形态和组织病理学的改变的统称。它是人体创伤后，在伤口或创面自然愈合过程中的一种正常的、必然的生理反应，也是创伤愈合过程的必然结果。疤痕的本质是一种不具备正常皮肤组织结构及生理功能的，失去正常组织活力的、异常的、不健全的组织。疤痕不仅破坏了体表美，还可妨碍相关组织或器官的生理功能，甚至导致畸形。

病理性疤痕又称异常疤痕，是相对于正常疤痕而言的，通常将增生性疤痕（HS）和疤痕疙瘩（K）统称为病理性疤痕。而把质地上与周围皮肤相近的疤痕称为正常疤痕或成熟疤痕。病理性疤痕是以胶原等大量结缔组织基质的过度产生和沉积引起的皮肤纤维化疾病。

（一）疤痕形成的重要性及危害性

疤痕是人体创伤修复过程中的必然产物，从广义上来讲，没有疤痕就没有创伤的愈合。疤痕组织的主要成分是纤维蛋白。疤痕组织胶原的产生和沉积增加了伤口的强度，从一般意义上来说是有益的。如果疤痕组织形成不充分，受损组织得不到正常的张力，由此可以引发许多并发症，如腹壁切口愈合的疤痕薄弱，在腹内压的作用下可使疤痕处重新裂开或腹内容物逐渐向外膨出而形成腹壁疝。相反，如果疤痕过度形成，就可造成严重的外形或功能上的重要问题。疤痕的危害取决于它的本质和特性，以及对深部组织继发的固定作用。因而疤痕相对于损伤前组织来说，总是一个不完善的替换。从机械角度来看，其抗强性减弱；从营养角度来看，造成了氧和营养物质交流的障碍；从功能角度看，引起受损组织的畸形和功能障碍；从美观角度看，造成了外形的破坏。

疤痕代表了皮肤曾受到创伤后的痕迹，这种创伤可以是外伤造成的，也可能是手术所必须的，只是因创伤程度不同，愈合过程平顺与否及伤口在人体上位置不同，所形成的疤痕便有明显大小不等程度的差异；尤其是随着现代社会的进步，爱美不仅代表一种权利，也表示一种对自我的尊重，疤痕是美容整形外科门诊中最常见的问题之一，除了外观的影响，事实上有不少的疤痕会有令人难受的瘙痒、疼痛及干裂，若不幸产生疤痕挛缩，更会进一步影响四肢关节活动或五官之正常功能，这些疤痕更是应该积极治疗的。

（二）疤痕组织的特征

疤痕疙瘩隆起皮表呈瘤状增生，表面光滑，颜色红润而发亮，常发现有扩张的毛细血管。皮肤损害自边缘向外伸出，蟹脚形变。皮肤损伤大小各一，外形差异，质硬，如软骨样，自觉症状多感到奇痒难受或有疼痛、灼热感。由于痛感敏锐，可能系神经末梢传导敏感或微神经瘤的形成，甚至衣服等轻轻触及即感疼痛。发展比较缓慢，大多持续增大，有的疤痕表皮及周边组织发亮，色稍呈白色。极少有自行回缩的现象，偶尔有恶变。疤痕疙瘩好发于胸、肩、颈、背与耳廓，极少见于眼睑、手掌、足跖及外生殖器等部位。虽然疤痕疙瘩较为常见，但是其病因迄今不明，这给治疗带来很大困难。如何抑制纤维细胞的疯狂增殖，防止其复发和继续增长已成为当今医学界的一道难关。这使许多的病人和医生都感到非常棘手。许多医生甚至回答病人说：疤痕疙瘩比癌症还要难治。其实这种观点是相当片面的，通过中式埋线微整形可以最大程度改善和修复疤痕。

（三）疤痕体质

疤痕体质的人在人群中比例极小，其表现为外伤愈合后，表面疤痕呈持续性增大，不但影响外观，而且局部疼痛、红痒，疤痕收缩还影响功能运动。疤痕体质的人相对较少，疤痕疙瘩目前检查方法也少，长瘢痕疙瘩的人也称为疤痕体质，疤痕体质和瘢痕疙瘩是有区别的，疤痕体质者其身体大多数部位损伤后，都能出现如同疤痕疙瘩样瘢痕愈合。换句话讲，疤痕疙瘩是疤痕体质的一种必然表现，而出现疤痕疙瘩的不一定属于疤痕体质的人群。疤痕体质表现为自发形成，好发部位多为前胸、肩胛，表面疤痕呈持续性增大，色红、质硬，压之褪色，凸于正常皮肤表面，女性好发率大于男性。不但影响外观而且局部时有痛痒感，增生性疤痕和疤痕疙瘩体质是有区别的，增生性疤痕表现为伤口创面愈合凸于正常皮肤，质硬，色红，时有痛痒感，尤其以食用辛辣刺激食物、饮酒后尤为严重。但生长到一定程度和过了增殖期，如不刺激疤痕部位，继续扩展几率较小，疤痕体质其身体好发部位或任何造成破损的原因都会引起无限增生。

（四）疤痕外观分类

1. 凹陷性疤痕

主要是由于痤疮、感染、外伤、手术等原因造成的皮肤真皮层缺损。较重的痤疮后可见虫蚀样、冰锥样凹疤，天花、水痘后可见麻坑样凹疤。

2. 凸起性疤痕

大多为烧烫伤、外伤、手术或反复感染后皮肤真皮层中的成纤维细胞的增生性病变。可见有红色隆起、质地坚硬、表面光滑、可伴有痒痛，疤痕疙瘩还可呈蟹足样向外扩张。凸起性疤痕内有丰富的血液供应并有高出正常皮肤2倍以上的氧自由基以及增生活跃的成纤维细胞。（图3-36）

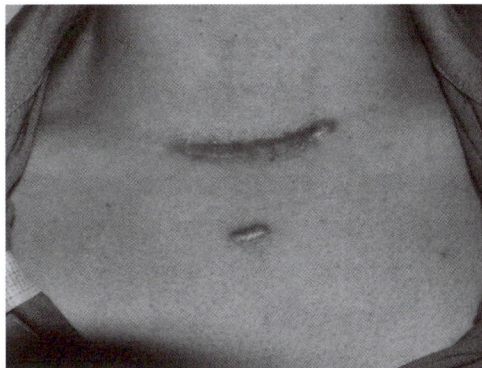

图 3-36　凸起性疤痕示意图

3. 平复性疤痕

平复性疤痕指在皮肤浅表层的一种疤痕，多因皮肤轻度擦伤或浅表（真皮浅层）烧烫伤所致。其表面粗糙或有色素变化（如皮肤红斑、白斑或色素沉着），一般无功能障碍，但这类疤痕很影响视觉美观。

4. 自发性瘢痕疙瘩

无明显的诱因，在正常皮肤上发生或未察觉轻微擦伤引起，使皮肤出现硬结逐渐长大、边缘不规则，向外周扩展，形成蟹足状或蜈蚣状、蝴蝶状、圆状，质硬，色淡红或暗红，自觉发痒，有时伴有阵发性的剧痛或刺痛。

5. 继发性瘢痕疙瘩

一般多发生于皮肤烧烫伤、感染、外伤、创伤。如做冷冻、激光、去痣、洗眉、打耳孔、打预防针、手术植皮补皮、剖腹产等各种手术后引起的瘢痕增生，高出皮肤色红或暗红、奇痒、有刺痛感，食用辛辣食物、酒等刺激食物，症状加重。

（五）疤痕的中式埋线微整形修复

某女士，40 岁，4 岁的时候车祸以后颞部遗留了凹陷性疤痕，几十年来应用各种方法祛疤效果不好，2013 年我们应用刃针剥离疤痕组织以后埋线，取得了立竿见影的效果（图 3-37），45 天以后随访，疤痕修复的只留有一小的红点，2 年来随访疤痕消失。

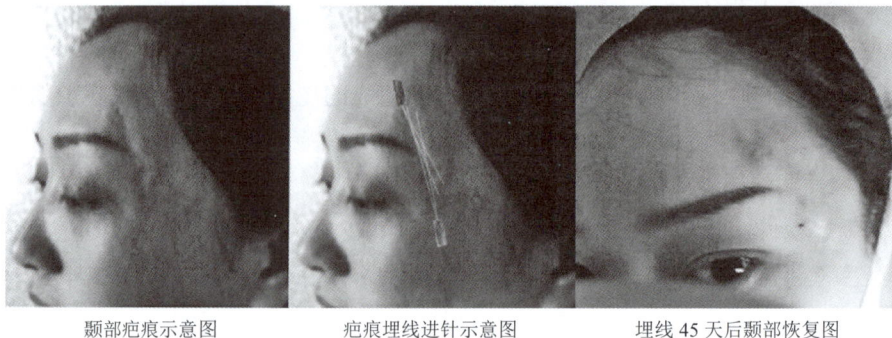

| 颞部疤痕示意图 | 疤痕埋线进针示意图 | 埋线 45 天后颞部恢复图 |

图 3-37　塌陷性疤痕埋线示意图

凹陷性疤痕一般采用局部消毒，利多卡因局麻以后应用刃针在疤痕组织剥离，把粘连的肌肉进行全部松解，再应用 00 号胶原蛋白线呈网状填充刺激。通过胶原蛋白线刺激的疤痕组织肌肉胶原蛋白增生，血液循环系统重新组合供应血液，激活肌肉再生，就会长出自己的肉，从而疤痕消除。

应用曲安奈德局部注射，可以慢慢地使凸出的疤痕萎缩。等到凸出变成凹陷以后再应用刃针剥离疤痕组织以后埋线，同样会收到凹陷疤痕一样的效果。有的人只使用曲安奈德注射，凸出的疤痕平整以后就停止治疗了，但是有些人的疤痕还会增长，或者留下与皮肤不一样的颜色，我们认为凸出的疤痕凹陷以后再埋线刺激长出来的肌肉颜色接近正常肌肉肤色，这样出来的结果会更好一些。

第二部分
埋线减肥

　　从医学角度看，肥胖是指身体脂肪的过度增多，并对健康造成了严重危害的一种疾病。肥胖不仅仅是一种症状，还是加重很多疾病的基础疾病，所以在这里我们称之为"肥胖病"。

　　肥胖可分为单纯性和继发性两类，前者被认为是无明显原因者，后者指继发于其他疾病（如丘脑-垂体的肿瘤、内分泌病、营养失调等）引起者。单纯性肥胖症除了与遗传和某些内分泌因素有关外，还与进食过多和活动过少有关。人类的摄食活动受到两个方面因素的调节，一是生理性的调节因素，如胃的收缩提供饥饿感，胃的胀满提供饱和感等，另一个方面是心理、社会和文化因素，包括社会经济状况、对食物和肥胖的认识、评价、态度、人际关系和情绪状况等，这些因素也可以影响人的体力活动量，从而成为单纯性肥胖症的主要原因。情绪因素对摄食活动有显著的影响。俗话说"心宽体胖"，意味着豁达的胸怀、积极的情绪会使人健壮、发胖，但这只是问题的一个方面。许多研究证明：心理应激和各种消极的情绪反应如焦虑、恐惧、愤怒、忧郁也能促使人多进食。根据推测，这些人可能存在某种程度上的人格缺陷，情绪不良必须通过进食才能缓解，从而形成对摄食的情绪依赖，借以满足自己对安全和自尊的需要。多食之所以能达到上述目的，是由于这些人不能区分饥饿和其他心理生理激活状态。肥胖症对患者也可成为一种消极的刺激，有好多人（尤其是女性）因肥胖而产生各种消极的心理反应，包括自卑、情绪紊乱以及贬低自身形象。这些心理反应和由此而来的行为退缩、体力活动减少和多食，反过来又会加重肥胖程度。在某些民族，肥胖被当作富有和美的象征，事业成功的标志。而西方的许多研究表明，处于社会底层、经济收入少的人患此病的人较多。

　　肥胖女性比男性多，中年之后的女性中更是成倍增加。所以妇女减肥不要拖到更年期。肥胖可以导致许多麻烦的并发症，如呼吸困难、换气不足、动则气促等。由于体重增加，骨骼系统负荷加重，常有腰痛、下肢水肿、膝踝骨关节炎。中年以上患者并发高血压、糖尿病、动脉硬化、胆结石、月经不调等明显高于正常人，甚至在青少年也有肥胖引起的上述病症。

对于肥胖症的治疗，首先要搞清病因。由其他疾病引起者要积极治疗原发病。由情绪因素引起者可进行心理治疗，其重点在于消除病人的消极情绪反应和人格方面的问题，训练病人学会识别饱足信号、执行减肥计划。肥胖的人一般是食量大、活动量小。所以，减肥的原则是减少热量食品的摄入量，增加热量的消耗量双管齐下，也就是一加一减。此外，还要注重体育锻炼，增加运动量。至于各种各样的减肥茶、减肥霜、纤维素之类的减肥产品，都解决不了根本上的问题。

肥胖不仅威胁人的健康，而且也会给美容带来很大的负面影响。大凡肥胖者不仅形体缺乏美感，而且还会带来大量的皮肤问题，影响人的容貌。

第一节 肥胖对形体美的影响

人类自有文明以来，形体美便被视为欣赏和追求的目标。古希腊人提出的黄金分割比例，一直被视为人体美的经典。女性的美，标准其实很简单，一是看容貌，二是看身材。因为除了五官之外，最具欣赏价值的是身材的曲线。窈窕的身材、迷人的曲线、玲珑的身段构成了女性的形体美。

目前西方审美按照黄金分割定律，制定标准身材被量化为以下一些数据。

以肚脐为界，上下身的比例应为5:8。

脖子最细处应与小腿等粗。

臂围应为大腿围的一半。

以肩顶点为准，肩宽应比胸围的一半小4厘米。

以腋下量至乳房上方，胸围应为身高的1/20。

腰围应比胸围小20厘米。

臀围应比胸围大4厘米。

大腿围以臀折线为准，应比腰围小10厘米。

小腿围以最丰满处为准，应比大腿围小20厘米。

足踝应比小腿围小10厘米。

按以上的黄金分割定律所显示的美女身材标准，应该是魔鬼身材了。显然，拥有这样身材的女性是少之又少，其中最主要的原因是肥胖影响女性的形体美。

如果对女性肥胖者稍加观察，不难发现，这部分女性最大的问题是在形体该大的地方不大，该小的部位不小。以腰围为例，标准的腰围应比胸围小20厘米，小腹应平坦紧绷，没有多余的脂肪，腰部应有玲珑的曲线，这样的腰腹部就是女性最为羡慕的小蛮腰。但是腰腹部是脂肪最容易积聚的地方，大凡肥胖者无不满腹脂肪。可以想象这样的形体，美感必然荡然无存，更不要说是魔鬼身材了。

再以女性的腿为例，腿是女性最风情万种的部位，漂亮的腿应该修长匀称，给人玉树临风、婷婷玉立之感，看上去十分性感。然后，肥胖会给女性腿的美感大打折扣，许多年轻的女性，即使在炎热的夏天也不敢以裙装示人，问题就出在腿上。脂肪在女性身上积聚有个显著的特点，即年轻时过多摄入的脂肪会向大腿积存，成年后脂肪积存的部分移向了腰腹部。因此，年轻的女性肥胖者，腿一般均比较粗壮。所以不敢穿裙装也就在情理之中了。

美丽的肩部，也是女性引为自豪的部位，夏天穿上吊带裙，圆润溜滑的美肩，构成丰满而性感的曲线，相信是每个女性梦寐以求的。除了俗称的美人肩之外，女性的肩还有两种，一种是溜肩，是人过于瘦削所致，这样的肩没有衣架骨感，穿什么样的衣服均不好看。还有一种是宽肩，又称平肩，是男性漂亮的肩形，但在女性身上就显得阳刚有余而柔性不足。而女性中的宽肩也是与脂肪过于积存在肩部有关，因此肥胖者大都是宽肩。

脖子是最容易被忽视的部位，但却是女性最优雅迷人的地方。因为纵然有较好的面容和性感的美肩，如果连接这两个部位的脖子因脂肪堆积而臃肿不堪，那么就毫无美感可言了。而肥胖往往在脖子上给爱美的人留下遗憾。

手是形体美中最富震憾力的部位，纤纤玉指、粉嫩剔透、温润绵软会让异性倾倒。标准的美手应该手型修长，有肉感，手指的背根部要有一个个时隐时现的浅窝。但是，手部脂肪聚积过多，过于肥硕，同样没有美感可言，也会影响到人的整体美感。

第二节　肥胖对容貌的影响

肥胖除了会影响人的形体美之外，对人的容貌美也会造成严重的影响。肥胖可使人的脸上的脂肪过于堆积，而变成圆脸；肥胖也可引起各种损美性皮肤的形成，对美容的影响也是有目共睹的。

一、肥胖对脸型的影响

女性容貌的美与否，首先是从脸型传达出来的。根据东方人的审美观，漂亮的女性脸型应该是椭圆形的鹅蛋脸。这种脸型的长、宽、高比例协调，线条柔和，神采飞扬，犹如女神般的神圣。不过对于肥胖的女性而言，漂亮的脸型对于她们来说似乎是可望而不可及的事情。因为肥胖，脂肪会在脸上堆积形成脂肪型的圆脸。圆脸，又称娃娃脸，也有称之为婴儿肥，状如婴儿的脸型，显然这种脸型与少女们追求的鹅蛋脸是相距甚远。为了能拥有天使般迷人的脸型，人们常常会用很多时间放在减肥瘦脸上以求改变自己不漂亮的脸型。

二、肥胖对脸色的影响

女性最理想的脸色应该是白里透红。而过于肥胖的人脸色总是黄黄的，也就是人们所说的黄脸婆。肥胖为什么会导致人的脸色变黄呢？这是与脾脏的关系十分密切。大家知道脾主运化，当脾运化失常后，会影响水谷精微运送，当这些营养物质不能顺畅地运送到脸部皮肤上去时，脸上的皮肤细胞因缺乏营养的供给，而变得毫无生气，这是其一。其二，脸部的皮下脂肪过厚，势必也会影响毛细血管营养的输送，也会使人的脸色变黄、变灰。

三、肥胖对皮肤的影响

肥胖者的末梢血液循环功能普遍较差，因此皮肤内的污垢很难排出，容易出现痤疮、色斑等损美性疾病。其次肥胖者皮肤的抗感染能力普遍较低，容易患皮炎、湿疹等皮肤疾病。无论是损美性疾病，还是皮肤疾病均会严重影响面部皮肤的容貌。

第三节　肥胖的危害及成因

把肥胖列为公害，可能还是近来的事。如果时间往前推一点，肥胖可能还是福气好的象征。对于肥胖的严重性，国际社会已达成共识，世界卫生组织（WHO）正式宣布"肥胖是一种疾病"，号召向肥胖宣战。

国际肥胖症大会也公布了令人震惊的报告"全世界因患肥胖症死亡的人数是因饥饿而死亡人数的 2 倍"。世界卫生组织还在日内瓦召开了有关肥胖问题的专家咨询会，专门评议有关肥胖的现有流行病学资料，并且为制定改进肥胖预防和控制的公共卫生政策和规划拟定建议。世界卫生组织肥胖问题专家咨询会议认为：体重超重与肥胖是对人类健康和世界上越来越多国家的一种威胁。世界卫生组织肥胖问题专家咨询会指出，肥胖是一种既在发展中国家又在发达国家流行的，既影响儿童又影响成年人的疾病。肥胖在当前流行如此普遍，像某些严重影响人体健康的因素一样，它们正在取代营养不足和传染病等比较传统的公共卫生问题。据预测在 21 世纪全球肥胖流行会非常严重，急需采取公共卫生行动。因此，制定可影响整个社会的预防性公共卫生新对策是很必要的。如果没有整个社会的变革，那么就会有更多的成人因肥胖并发症而死亡。

据专家保守的估计，目前全球大约有 2.5 亿成年人属于肥胖病患者，而超重者则有10 亿人左右。如果不加以控制，这批人也将会先后步入肥胖者的行列。美国是肥胖病比较集中的国家，超重者更是不计其数，目前美国肥胖病患者约占总人口的 26.5%，几乎平均 4 个人中间有 1 个人是肥胖病患者。英国的肥胖病患者比美国稍低一些，但也不容乐观，平均 5 个人中有 1 个肥胖病患者。我国的肥胖病患者的人数也是一年高过一年。据不完全统计，全国 20 岁以上的肥胖病患者有 3000 万人以上，超重者有 2.4 亿人之多，我国目前超重与肥胖者之比为 8:1，那么就意味着超重者进入肥胖病的行列只是时间问题，如果不加以控制，将会发展成为严重的公共卫生问题。

肥胖已成为全球性的公共卫生问题，因肥胖而导致的经济损失已成为发达国家和发展中国家关注的经济问题之一。如果不引起全球性的重视，肥胖将制约全球性的经济发展。

肥胖除了影响人类的进步、影响经济发展之外，肥胖还为人类带来了疾病、带来了死亡。国际肥胖特别工作组（TOTF）指出"肥胖将会成为 21 世纪威胁人类健康和生活满意度的最大敌人"。肥胖可以导致高血压、糖尿病、心脏病、脑血管病、癌症等，这些疾病几乎都是关系人的生命，直接影响到人类的死亡率。

肥胖正在全球取代营养不足和传染病比较传统的公共卫生问题，对世界上越来越多的国家构成了威胁，肥胖已成为全球新千年的严峻挑战。

中医认为，肥胖是先天禀赋、过食肥甘厚味、七情内伤等原因，导致脾失健运、气血津液运行不畅所致的气虚、血瘀、痰湿内停而引起的膏粱之疾。

第四节　肥胖的分类

肥胖的分类，中西医有着各自的表述方法，但基本上是按肥胖的形成原因而归类的。

一、西医的肥胖分类

西医通常根据肥胖的成因，将其归为三大类，即单纯性肥胖、继发性肥胖和遗传性肥胖。

1. 单纯性肥胖

单纯性肥胖，是一种非病理性的肥胖，一般没有内分泌代谢性疾病和特殊症状，它的发生和发展往往与环境、生活习惯、年龄、性别有关。肥胖患者中 95%的肥胖属于单纯性肥胖。

单纯性肥胖又可分为三种，一是体质性肥胖，二是获得性肥胖，三是水、钠潴留性肥胖。

（1）体质性肥胖　通常出现在患者半岁左右。这种肥胖的特征是脂肪细胞数量增多，细胞体积比同龄人大，饮食亢进，摄入过多，运动量不足，并且对膜岛素不敏感。

（2）获得性肥胖　一般从 20～25 岁开始发生，主要是营养过剩（特别是糖的摄入过多）、运动量不足。虽然这个阶段细胞的数量没有增加，但脂肪细胞过于肥大，使脂肪过多地蓄积，最后导致肥胖。一般中青年人的中、轻度肥胖及某些老年性肥胖，基本上属于获得性肥胖。

（3）水、钠潴留性肥胖　又称特发性肥胖，多见于生殖期及更年期女性，与雌激素分泌的增加使毛细血管通透性增高、醛固酮分泌增多及静脉回流等因素有关。脂肪主要分布在大小腿、臂部、腹部及乳房等处。体重早晚变化在 1000 克以上（正常人为 400克左右）。

2. 继发性肥胖

继发性肥胖是一种继发于其他疾病而引起的肥胖，大都由内分泌代谢异常而引起，症状比单纯性肥胖明显，因此又称病理性肥胖。由于继发性肥胖的病根是某种疾病，肥胖仅为它的症状而已，只要治愈了原发疾病，肥胖也会随之而消失。如果是药物不良反应而引起的肥胖，一般只要停用这种药，这种肥胖也就不治而愈了。

3. 遗传性肥胖

遗传性肥胖，主要是肥胖的遗传基因在起作用，并且与家庭的饮食结构及生活习惯也有密切关系。

据研究，父母双方均为肥胖者，那么子女60%～80%会遗传肥胖，父母双方如一人为肥胖者，那么其子女遗传肥胖的概率为40%，如果父母双方均是正常体型的话，那么子女成为肥胖者的可能性只有10%。而这种因遗传而引起的肥胖，就是遗传性肥胖。

二、中医的肥胖分类

肥胖作为病症，我国古代医学专家早就有专著，如中医名著《黄帝内经》中就有不少关于肥胖病的记载。如《素问·通评虚实论》就指出"肥贵人，则膏粱之疾也。"《素问·示从容论》更是指出肥胖症的病机是"肝虚、肾虚、脾虚、令人体重烦冤。先人指出的膏就是脂肪，中医认为脂膏是由水与精微所化生，属于人体津液，是人体必需的营养物质之一，因此，脂膏的化生、运化与水谷精微的吸收利用必须依赖于胃的受纳、脾的运化、肝的疏泄、肺气之通调、心脉之流畅、肾之气化开合，才能化为汗、涕、粪、尿素等及时排出体外，这一过程就是中医指的人体脂肪的化生、利用及排泄。一般情况下，中医认为人体脂膏的吸收、利用、排泄是相对平衡的。但是当人体某些机体失职，就会过多地摄入肥甘厚味之物，造成体内脂膏积聚过多，化为痰湿脂浊，阻滞于经脉，充斥于肌肤腠理及脏腑三焦，从而引发肥胖。因此，中医将肥胖分为以下几种类型。

1. 胃热滞脾型

这类肥胖者的主要表现有：体形肥大，食量出奇地大，而且容易感到饥饿，平时口苦口干，舌红苔黄腻，脉滑。针对这类肥胖者，医生一般以清胃泻火为主，辅以消导。

2. 脾虚湿阻型

此类肥胖者，一般神疲乏力，虚弱水肿，便秘便溏，舌淡苔白腻，脉濡细。中医一般采用健脾益气、渗水利湿的疗法达消肥减脂的功效。

3. 痰浊中阻型

此类肥胖者，一般喜欢甜食，周体肥胖、大腹便便，精神萎靡，特别容易嗜睡，平时口黏涎多，舌苔呈白腻，脉滑。中医针对此类肥胖者，重点化痰排浊，理气消胀，以痰消气顺胀除，适用于贪食肥胖者。

4. 脾肾阳虚型

此类肥胖者形体肥胖，形寒肢冷，大便稀次数频繁，进食后易腹胀消化差，精神疲乏喜嗜睡，舌苔呈淡白，脉沉细。针对此类肥胖，中医则用温肾健脾、利水化饮疗法。

5. 胃腑实热型

此类肥胖者面色红润，肥胖健壮，平时饮食不节且极易饥饿，由于代谢功能差，大便秘结，口干舌燥，舌头发红舌苔泛黄，脉滑数。此类肥胖中医一般采用清泻胃热、通腑下便疗法。

6. 阴虚内热型

此类肥胖者外形肥胖，有低热盗汗、头昏眼花、腰酸腰痛、口燥咽干等症状，舌头发红舌苔少，脉细数。中医针对此类肥胖，采用滋阴降火疗法，泻浊除湿清热。

7. 肝郁气滞型

肝郁气滞型肥胖者一般形体肥胖，烦躁易怒，胁肋胀痛，口苦舌燥，腹胀纳差，女性还会有月经不调的症状。检查舌苔，舌淡苔燥，脉弦。针对肝郁气滞型的患者，中医采用疏肝理气，健脾消胖的疗法。

8. 气滞血瘀型

气滞血瘀型肥胖者，一般外形肥胖丰满，面色紫暗，胸闷胁肋，夜寐不安，大便秘结，舌质暗红，舌苔稍薄，脉沉涩。对于瘀血型的肥胖，中医则采用行气散结、活血化瘀的疗法。以养血活血、舒肝行气、和血散结，以达到活血化瘀、行气散结的减肥功效。

三、穴位埋线减肥

微创穴位埋线减肥瘦身，是将蛋白线埋植在人体穴位或一定的部位里，利用生物蛋白线对穴位所产生的持续性刺激作用，从而调整人体的内分泌、神经系统及新陈代谢，来健脾益气、疏通经络，调和阴阳气血，最终达到减肥的目的。穴位埋线减肥最大的优点是能对肥胖产生双向调节的作用，一方面能有效地抑制患者过于旺盛的食欲，抑制患者亢进的胃肠消化吸收，减少热量的摄入。另一方面也能刺激患者过于迟钝的交感神经，促进其活跃起来，增加能量的消耗，加速体内脂肪的分解。

穴位埋线减肥瘦身，其实是针灸减肥的延伸和发展，减除的是人体中的脂肪，而不仅仅是水分，而且反弹率极低。对于患者而言，穴位埋线减肥瘦身可以免除其他针灸减肥必须天天"打针"的痛苦和烦恼，一次埋线可维持 15～30 天。因此，此法被公认为最健康、最省时、最安全、最有效的减肥瘦身疗法。

1. 穴位埋线减肥的操作方法

穴位埋线减肥瘦身的辅助器具并不多，主要的器具为一次性微创埋线针。穴位埋线前应在埋线的穴位上应用麻醉枪做局部麻醉，麻醉通常选用 2%的利多卡因。减肥埋线操作方法，即应用一次性埋线针埋线法。每次埋线可选用 10 个以上穴位，一般 20～30 天埋线一次，此时埋线用的生物蛋白线和甲壳素线已被吸收，可以再次使用上次使用过且有效的腧穴埋线，也可另选其他辅助穴。

（1）一次性微创埋线针埋线：一次性微创埋线针埋线，看似有些可怕，其实仅在皮肤的表皮进针，不会对机体造成任何的伤害，一次性埋线针埋线在操作前会做局部的皮肤麻醉，没有任何的痛感。

埋线前先将所涉及的皮肤作常规消毒，然后用 2%的利多卡因作表皮麻醉枪麻醉。接着用镊子取一段长为 5 厘米的 00 号生物蛋白线，放置在埋线针的针管内，后接针芯。

再用左手拇、食指绷紧或捏起进针部位的皮肤，右手持针，快速刺入皮肤，然后把针送到所需的深度，当得气后，针芯不动，一边退出针管，将生物蛋白线埋植到穴位的皮下组织或脂肪层中去，再在针孔上碘伏消毒，并盖上消毒棉纱，用防过敏胶布固定即可。

（2）穴位埋线异常情况的预防：穴位埋线有可能出现的异常情况主要是受术部位的感染。概率相当低，如消毒不严或植入的线头露在皮肤外，那么还是有可能导致感染的，如发现感染化脓，应及时抽出植入的线，作对症的抗感染处理。

此外，穴位埋线不宜太深，以免伤及内脏；在神经干及大血管分布较多的部位埋线，有可能伤及神经干和血管，原则上这些地方是不能埋线的。只要严格按规定操作，这些异常情况是完全可以避免的。

（3）穴位埋线减肥的辨证论治：穴位埋线减肥的辨证论治很重要，否则即使将线埋入了穴位，但如不对证，那么就不可能取得减肥瘦身的效果。

穴位埋线减肥最有效的有三种：一是脾虚湿盛型肥胖；二是胃热湿阻型肥胖；三是脾肾阳虚型肥胖。

【脾虚湿盛型肥胖】

主要症候：形体肥胖，神疲乏力，胸闷气短，少气懒言，自汗，喜卧少动，肢体困重，腹胀食少，易倦嗜睡，大便黏滞不爽，口淡纳呆，月经量少或闭经，舌质淡红或淡胖，苔薄白或白腻，脉沉细或沉滑。

选穴：中脘、水分、气海、天枢、足三里、大肠俞、脾俞、胃俞（以上为主穴），丰隆、阴陵泉（以上为配穴）。

疗效分析：脾虚湿盛型肥胖典型是虚证，脾虚必然会导致脾失健运，使水湿运化出现异常，水液无法排出体外而在体内停滞，从而形成痰、湿、饮等致肥胖产生的病理产物。因此脾虚湿盛、脾失健运，患者必然会出现四肢乏力酸软、面色枯黄无华等病症。穴位埋线减肥的治疗原则为健脾益气、和胃化湿，只有脾气盛了，才有可能推动健运，只有健运正常了，湿阻内盛才能得以化解。因此本方选用的穴位无不与脾胃的调理有关。如脾俞是调理脾胃的主穴，与之相配的中脘穴可理气和胃、降逆利湿；水分穴可调理脾胃、消积利水，气海穴可补气和中，主治水肿；胃俞则调理胃气、大肠俞调理肠腑；而足三里穴更是了得，既可调理脾胃、补养气血，又可调和气血；至于本方的配穴丰隆穴更是清神畅气、健脾化痰的重穴；配穴阴陵穴也有着宽胸理气、平肝降逆的疗效。

每次穴位埋线治疗时可选用其中3～4个穴位，取穴时应单侧取穴，左右交替使用。

【胃热湿阻型肥胖】

主要症候：形体健壮、消谷善饥，嗜食肥甘酒肉，面色红润，口舌干燥、口臭牙痛，渴喜冷饮，头胀目眩，肢体困重，胸闷腹胀，恶心多痰，神疲身重，舌红，苔薄或微黄腻，脉弦或滑数。

选穴：气海、水分、中脘、天枢、足三里、脾俞、大肠俞、胃俞（以上为主穴），曲池（以上为配穴）。

疗效分析：胃热湿阻型肥胖为实证，胃在中医理论中是与肥胖有着直接因果关系的腑脏。当胃蕴内热，食欲过于旺盛，不仅会出现进食增多的现象，而且还会影响脾的健运功能，致使水湿运化异常，水液在体内停滞，最后形成湿阻、痰饮等易引起肥胖的病理产物。因此中医的治疗原则为和胃化湿、清泻胃热，只有待湿去胃热下降，才有望解除此类肥胖的困扰。纵观本方埋线的穴位无不是调理胃腑的要穴，其中足三里可调理脾胃、补养气血、调和气血；水分穴可调理脾胃、消积利水；中脘穴可理气和胃、降逆祛湿；天枢穴调气和中、降胃热；当然还有大肠俞、脾俞、胃俞，更是调理胃气，降胃热的必用穴位。本方中的配穴曲池穴也是和胃化湿、清泻胃热不可缺少的穴位，其清热利湿、疏风解表、调和营血的功效，更能助本方一臂之力。

【脾肾阳虚型肥胖】

主要症候：形体虚胖，面部和肢体水肿，下肢尤甚，以手按之可凹陷下去且不易恢复，四肢不温，腰部冷痛酸重，神疲畏寒，面色晦暗或苍白，心悸气短，小便短小，舌质淡胖，脉沉细或沉迟。

选穴：足三里、大肠俞、脾俞、胃俞、水分、天枢、气海、中脘（以上为主穴），肾俞（以上为配穴）。

疗效分析：肾虚型肥胖是典型的虚证。肾在中医中与肥胖的因果关系是最为密切的脏器之一。

肾藏精，主水液。肾中精气的气化作用往往直接影响人体内津液的输布和排泄，对体内津液的代谢平衡起着重要作用。如果肾气虚弱，那么必然会影响水液的代谢平衡，从而也可出现水液的内停、积聚，聚湿生疾，痰湿致肥胖。本方遵循温肾助阳、固摄肾气、行气利水的治疗原则；对肾虚型肥胖者，施以多穴位的埋线调治。其中多个穴位具有益肾补气的功效，对肾虚型肥胖有着很好的调治作用，如气海穴具有补气调气、补中益肾的功效，主治五脏气虚之证，是不可多得的益肾补气良穴；足三里穴也具有调和气血、补养气血的功效；天枢穴则可调气和中、益肾补气；而本方的配穴肾俞，更是壮腰健肾的要穴，对治肾虚、补肾气有着举足轻重的作用。

本方在埋线治疗时，每次可选 3～4 个穴，应单侧取穴，左右交替使用。

2. 常用的四大减肥要穴

人体中的减肥穴位有很多，但其中有四个穴位具有举足轻重的作用，那就是天枢穴、滑肉门穴、内庭穴及带脉穴。

（1）天枢穴　天枢穴位于腹部中部，距脐中旁开 2 寸处，左右各有一个相对点。中医把人的胸腹腔泛指天地，认为胸为天，腹为地，而天枢穴正好在天地之间，是天地之气转换的枢纽，故名为天枢。

天枢穴属胃经，而胃与脾相表里，只有胃的功能正常，才能使脾的运化和排浊功能得到充分的体现，水湿就无法在人体中停滞，痰湿就很难形成。此外，天枢处于横结肠屈曲回折之端，刺激天枢穴有助于腹下脏气的运行，帮助肠道中的水谷气化吸收水分，增加蠕动之力，因此对调中和胃、通便化痰十分有效。

（2）滑肉门穴　滑肉门穴在减肥中常被忽略，其实它是一个十分重要的、且效果十分明显的减肥要穴。滑肉门穴属胃经，位于上腹部，当脐中上1寸，距前正中线2寸处，即乳头和脐中线的中点向下画一条竖线，然后以肚脐向上1寸的位置横向画一条横线，两线相交的那个点便是滑肉门穴。滑，指的是"滑物通利"的意思，即食物从胃进入小肠的关口。本穴内应腹膜油脂，外应松皮软肉，主分水谷精血，滑利果肉米茶，因而称之为"滑肉门"。由于滑肉门是胃和小肠交界处，这道门的润滑与否，往往决定营养物质能否顺利地被吸收，代谢的废物能否顺利地排出体外。肥胖者常因滑肉门不够润滑，导致体内痰湿过多而引起肥胖。因此，通过埋线刺激滑肉门，能有效地将痰湿分泌出来，最终达到减肥的目的。所以，痰湿体质、脾虚而引起的肥胖，刺激滑肉门能取得事半功倍的效果。

（3）内庭穴　内庭穴是位于足背上第二、三趾间缝纹端处，由于此穴十分隐蔽，因此在减肥穴位中很难排上名。其实此穴是四大减肥要穴之一，正因为内庭穴隐蔽在足趾间，古文意为"深处为内，居处为庭"故名为"内庭"。

内庭穴也属胃经，是一个能调节食欲的穴位。肥胖者往往食量奇大，而食量大的人往往胃火极旺，因此特别能吃。而内庭穴有个重要的功能就是泻胃火，只要刺激内庭穴，胃火过旺的人，就能将胃火降下来，从而降低食欲。食欲降下来了，那么对减肥无疑是极大的贡献。所以，将内庭穴列为四大减肥要穴之一。

（4）带脉穴　在人的经络中有一条环绕腰腹部的经络，那就是带脉。不过带脉上有许多减肥穴位，带脉穴是其中的一个穴位。带脉穴位于带脉与胆经的交会处，有人形容带脉像一条皮带束在腰间，有防止裤子松垮的意思。如果这条皮带松弛了，那么腰腹部的肉就会松弛下来，赘肉便会乘虚而入，引起腰腹部的肥胖。而带脉穴之所以被列为四大减肥要穴之一，因为只要使用埋线刺激带脉穴，往往可以十分有效地恢复带脉的约束力，消除腰腹间的脂肪，收紧腰腹部的肌肉，达到减除腰腹部肥胖的效果。

第五节　埋线塑形减肥

埋线减肥是一种具有减重、塑形双重效果的减肥方法，其减肥的灵感来自东汉大医学家张仲景的《金匮要略》。

《金匮要略》中的《痰饮咳嗽病脉证并治第十二》指出"饮入于胃，游溢精气，上输于脾，脾气散精，上归于肺，通调水道，下输膀胱，水精四布，五经并行"。这是人身上水液正常流动的情境。但当脾胃运化失常，水滞为饮，随处留积，走于胃肠，则为痰饮；入于胁下，则为悬饮；外溢肌表，则为溢饮；上迫胸肺，则为支饮。饮留胁下，则经络不和，气机不利；饮留胸中，则肺气不利，气不布津。因此，痰饮是人体中主要的致病因子，其中也包括致肥胖因子。

埋线塑形减肥遵循《金匮要略》中有关痰饮治疗的原则，运用埋线技术对肥胖进行调治，成功地解决了减肥过程中常见的三个瓶颈期，使患者在无痛苦、科学饮食的状态下轻松减肥，而且不会出现反弹。

一、减肥的三大瓶颈期

大凡经历过减肥的患者，都会碰到减肥过程中的三大瓶颈期，即饥饿、平台期及复胖（反弹期）。减肥的三大瓶颈期，往往制约了减肥的进程，不少患者常常无法忍受瓶颈期的折磨而放弃减肥，最后导致减肥前功尽弃。然而埋线减肥却很少会受到这三大瓶颈期的困扰，这就是埋线减肥立于不败之地的原因所在。

1. 减肥的饥饿期

众所周知，肥胖主要是摄取热量过多所致。因此减肥的重点是要求患者少吃，控制热量的摄入，因此大多数减肥的方法都有控制饮食的要求。但控制饮食对于曾经"好吃"的肥胖者而言，刚开始时尚能忍受，但时间一久，加上周围美食的诱惑，许多减肥患者常常会抵御不住饥饿的袭击，而使减肥功亏一篑。

其实人之所以会出现饥饿，主要是与食物摄入过少、血糖降低有关。不过这种饥饿感一般只持续半小时左右，身体内的胰脏细胞便会分泌出升糖激素，促使肝糖分解和糖质的新生作用，以提升血糖的浓度，因而能在一定的程度上缓和血糖的下降，所以人往往饿过一段时间后，反而不觉得饿了，就是人体自动调适血糖激素在起作用。因此减肥者一旦过了这一关，人体中自行分泌的血糖激素会一点点地开始燃烧人体内的脂肪，从而达到减肥的目的。

而埋线塑形减肥之所以很少出现过于饥饿的情况，主要是得益于这种减肥方法不强调过分的节食，而是通过埋线抑制饥饿中枢，使胃部产生饱胀感。因此不仅没有饥饿感，而且还能刺激胰脏分泌升糖激素，促使人体内脂肪的燃烧，轻轻松松减肥。

2. 减肥的平台期

减肥的平台期，又称"减重平台期""减重停滞期"是人体在减肥期间出现的生理调适现象。减肥时为什么会出现平台期呢？原来，在人体减肥的中后期，体重的减轻主要是体内肝糖分解及水分流失所实现的，真正燃烧脂肪是在减肥的初期。减肥的中后期，人体内的水分趋于流失，摄食热量又偏低，导致人体的基础代谢速率明显下降，体重处于停滞状态，这就是所谓的减肥平台期。减肥平台期通常会维持 1～2 周，有的长达 2～3 个月，由于不少肥胖患者对肥胖平台期了解甚少，常常会误认为自己减肥失败，从而中止减肥，是十分可惜的，埋线减肥对减肥的平台期有着很好的应对法则，那就是多喝水、少吃盐、停止剧烈节食、多摄入高纤维食物。多喝水，可以促进新陈代谢，同时有利于减肥期间产生的废物的排出，有利于减肥；少吃盐，则可减少平台期水分在人体中的滞留，而水湿停滞易形成痰湿，会加剧肥胖；剧烈节食，不仅对减肥无益而且有害，因为剧烈的节食，会导致血糖过低，使身体处于极度的饥饿状态，会导致平台期的延长；多吃高纤维食物的目的，是提高人的新陈代谢，避免挨饿，安全地通过减肥的平台期。

3. 减肥的复胖期（反弹期）

肥胖患者最为沮丧的是减肥后的体重反弹，有的患者往往辛苦几个月，甚至一年的时间，认为减肥已大功告成，稍一放松减肥的功课，即迅速复胖，弄得前功尽弃。而且这种反弹会随着减肥次数的增多，而造成复胖的几率也会随之增大。因此，在减肥的复胖期，往往最易引起患者放弃减肥计划，从此自暴自弃，最终陷入肥胖的深渊而不能自拔。

埋线塑形减肥对复胖有着十分周密的应对办法。我们认为，患者之所以会在减肥计划实施的后期出现肥胖的反弹，原因有两条，一是只求快速减肥，但快速减肥会使人体的基础代谢下降，身体为了维持基础代谢率，反而会囤积脂肪，致使肥胖反弹；二是只求减重，而减重基本上减去的是水分。随着热量摄入的减少，体内热量消耗最多的肌肉也会相应减少，但脂肪，尤其是内脏脂肪并没有减少，反而有所增加。因此，体重反弹增加的并不是水分和肌肉，而是脂肪。有专家做过测算，当患者的体重减去5公斤，接着反弹5公斤，那么就意味着人体内的肌肉减少了5公斤，脂肪增加了5公斤，实在得不偿失。

很多减肥人士看到体重秤上的数字下降了就欢天喜地，其实，体重下降了你的体型并不定看起来会瘦很多。因为紧致松弛下垂的肌肉比减重更重要。走出减肥误区，我们才会变得更美丽。其他一些方法减肥之后身体还是很松弛，反弹之后体型比从前还要松垮。埋线减肥，首先是身体脏腑经络调节以后把多余的脂肪和水分排泄出来了，身体紧致了尺寸减少了，没有出现身体松松垮垮现象，身体健康了，这样的减肥才是大家梦寐以求的减肥方法，所以紧致比减重更重要。

饥饿减肥的时候，人们的体重下降快，但是体型未必能够改善。因为这种减肥方式会造成肌肉蛋白质的分解，身体中的脂肪比例反而会上升。饥饿造成营养不良，致使内脏缩小、功能下降，人体的基础代谢降低，活力会明显下降，也就是俗称的"伤元气"。所以，饥饿减肥无法给身体带来活力四射魅力十足的状态。

可是如果不挨饿，体重能下降吗？这是常见的一个疑问。在减肥期间，多数人都把体重当成唯一的成果指标，但实际上，这个指标经常会造成误导。饥饿减肥会让身体变得更加松弛。皮肤和皮下脂肪是靠肌肉"撑"住的。充实的肌肉，加薄薄一层皮下脂肪，让女性显得线条柔美而流畅，充满美感。肌肉充实的人，即便皮下脂肪较多，比如跳肚皮舞的演员，腹部微微凸起，但身体丰满而紧致，呈现美丽迷人的女性曲线。

如果没有了肌肉的支持呢，皮肤和皮下脂肪就会松松地挂在骨头上，出现走路大腿就晃荡、上臂自带蝴蝶袖、腰部围个游泳圈、胸罩勒出大深沟、臀线松懈变斜坡等"肥而松"的悲催状态。

肌肉的比重明显高于脂肪时曲线最完美，如果一个人脂肪含量下降3公斤，肌肉比例上升 3 公斤，会发生什么样的事情呢，结果是体重保持不变，但肌肉比重大了，体积小了，于是人看起来就瘦了。这种减肥成果，是无法用体重秤称出来的。很多女士在开始埋线减肥之后，都会发生这样的比重改变。她们发现自己腰围小了，看起来瘦了，但是因为体重计上没有反映出成果，便立刻受到打击，放弃了治疗，结果又重新回到"肥而松"的状态当中。

其实，体重秤上的数字有什么意义呢？谁会把体重写个牌子挂在胸前呢！减肥不就是为了美丽和活力吗。增加肌肉比例的减肥，才能做到这两个要点，所以这才是真正的减肥。不管称出来是多少斤，只要看起来紧致苗条，不就达到目标了么。

年龄是身体松垮的关键因素，在浴室里，看一个 25 岁的女子，再看一个 45 岁的女子。后者如果保养得当，也可以不生皱纹，体重正常。但是，仔细看看脸颊，看看腰腹，看看臀部，看看四肢，就会发现，两个人的身体紧致程度有天壤之别。年龄增长之后，"松垮"日益成为身体各个部位的主旋律，随着年龄的增长，人体的肌肉容易萎缩，而肌肉萎缩的"骨感"状态会让人的脸部松弛，更显衰老，同时还会皱纹早生。所以 30 岁之后的女子绝对不能走上饥饿减肥这条加快衰老的歧途。为了保持体型，更要加倍努力，通过运动来维持身体的紧致状态，体重的具体斤数，反而不是那么重要的事情了。一个脸颊饱满而红润的女子，一个虽然不骨感但腰臀曲线明显的女子，一个腹部有点脂肪但从无游泳圈的女子，难道不是美丽的吗？

人的衰老过程不可避免，人过三十以后身体状况如同逆水行舟，不进则退。坚持积极运动，进行中医体质调理、埋线调理脏腑经络、紧致肌肤才能使松弛的状态得到根本上改变。

二、经外奇穴的夹脊穴

大凡说到通过埋线减肥，基本上离不开十四经脉上的减肥穴位。然而对人体穴位进行全面排摸时，发现有两组穴位并没有得到真正的开发，而这两组穴位在日后的减肥实践中，证明其不仅行之有效，而且是不可取代的，那就是被汉代医学家华佗特别关注的经外奇穴——夹脊穴。

夹脊穴是由两组 34 个穴位组成的经外奇穴，位于脊椎棘突间两侧，腰脊正中线外侧 0.5 寸处，第一胸椎至第五腰椎之间，每侧为 17 穴，左右两侧共为 34 穴，统称为夹脊。夹脊又称"佗脊"，华佗夹脊，最早是由华佗发现的，有关夹脊文字记载首见于秦汉《内经》，晋代《肘后备急方》将其列为经外奇穴，到了明代《类经图翼》才正式命名此穴为"夹脊穴"。

夹脊穴穴名的来由十分真实，"夹"即夹持从两个相对的方向固定不动的意思，"脊"就是脊椎的意思。也就是说该穴位于胸椎至腰椎的两旁，有夹持脊椎之势，故名。夹脊穴之所以沉睡这么多年，主要是对其研究不够所致，历代的医学家往往把研究的重点放在十二经脉及任脉、督脉的穴位上，由于研究不够，历代医学所标的夹脊穴的位置也有一定的差异，《肘后备急方》记载，夹脊位于"去脊各一寸"处，《备急千金要方》认为在"夹脊背两边相去各一寸半"处；《针灸集成》指出夹脊的位置在"量三椎不近四椎上，从脊骨上的两旁各五分"处。其实，夹脊穴的正确位置是在背腰部，当第一胸椎至第五腰椎棘突下两侧，后正中线旁开 0.5 寸处，单侧共为 17 穴。

夹脊穴真正被用于减肥是近年来的事，我们在埋线减肥在实践中，发现了这块处女地。据中医经络的理论，肥胖的形成与经络有着很大的关系。中医认为，肥胖主要是素禀之盛，过分肥甘、膏粱厚味以及久卧、久坐、少劳所致。其病机归结为多痰、多湿、多气虚。痰湿易阻塞经络，气虚则无法使经络通畅无阻。经络一旦出现问题，痰湿无法排出体外，最终又反过来加剧肥胖。而相当一部分肥胖的形成与夹脊穴有着千丝万缕的关系。通过研究表明，刺激和打通夹脊穴位周围的经络，完全可以达到养生减肥的目的。

不同的夹脊穴有着相对应的经络部位，因此这些相应的部位发生肥胖，往往可以通过埋线疗法对其进行治疗，夹脊穴相对应的部位如下：

1～3 夹脊穴主治上肢和肩部肥胖。

4～8 夹脊穴主治背部肥胖。

6～17 夹脊穴主治腰、腹部肥。

13～17 夹脊穴主治臀部和下肢肥胖。

此外夹脊穴还具有治疗其他疾病的功能，具体情况如下：

第 1 夹脊穴主治哮喘、咳嗽、手腕疼痛、肋间神经痛。

第 2 夹脊穴主治胸痛、心律不齐。

第 3 夹脊穴主治肺炎、支气管炎、哮喘。

第 4 夹脊穴主治消化系统疾病、胆道疾病。

第 5 夹脊穴主治慢性胃炎、失眠、指关节炎。

第 6 夹脊穴主治胃病、浅表性胃炎、萎缩性胃炎、消化不良。

第 7 夹脊穴主治糖尿病、胃十二指肠溃疡、缺血性心脏病、心肌炎。

第 8 夹脊穴主治糖尿病、胰腺炎。

第 9 夹脊穴主治肝胆疾病、胃十二指溃疡、胃下垂。

第 10 夹脊穴主治肝、胆道疾病。

第 11 夹脊穴主治慢性结肠炎、五更泄泻。

第 12 夹脊穴主治不孕症、胃肠功能紊乱。

第 13 夹脊穴主治便秘、结肠炎。

第 14 夹脊穴主治痛经、闭经。

第 15 夹脊穴主治月经不调、膝关节痛。

第 16 夹脊穴主治腰痛、腰椎间盘突出、坐骨神经痛。

第 17 夹脊穴主治腰椎间盘突出症、手脚冰凉、妇科病。

夹脊穴之所以具有治疗肥胖症的功效，这是其与脏腑的密切关联有关。以第 3 夹脊穴为例，这是一个主治肺疾的经外奇穴，肺主宣发、肃降，具有通调水道的功能。如肺出现疾患，那么就会发生水液在人体内的停滞和积聚，继而发展成痰、湿、饮等生理现象，最终形成肥胖。而第3夹脊穴则有着宣通肺气、祛湿利水的作用，能有效地缓解肺患，驱除人体内久积的痰、湿、饮等致肥胖因子，达到减肥的目的。

此外，肺还主气，如果肺的肃降、宣发功能失调，那么必将影响气道的畅通，致使人体内气体的交换受到影响，导致各个脏腑组织无法得到气、血、津液的充分供应，从而引起新陈代谢减缓，那么人体就会不可避免地出现肥胖。而埋线刺激第3夹脊穴，能打通肺气的气道，恢复肺的肃降、宣发功能，那么因新陈代谢下降而形成的肥胖也将迎刃而解。再以第5、第6夹脊穴为例，这两个经外奇穴是主治胃疾的。胃是六腑之首，主宰着六腑的通降，如胆汁的排泻、大肠的传导及脾的调节作用。如胃部出现异常那么就会导致脾胃虚弱，气血化源不足，或脾胃积滞，排泻不畅而引起形体的肥胖。因此，埋线刺激第5、第6夹脊穴不仅能治疗胃疾，而且还能使人体能量和脂肪代谢趋于正常，达到减肥的目的。最终达到疏通经络，养生减肥的目的。

三、局部肥胖的埋线减肥

有的人肥胖是全身性的，但也有的人仅仅胖在人体的某个部位上，对于这种局部性的肥胖，采用全身性的减肥方法不一定会奏效。于是有针对性的局部肥胖的埋线减肥方法应运而生。最为常见的有瘦脸、瘦下颌、瘦腰、瘦臂、瘦臀、瘦大腿、瘦小腿、瘦肚腩等。

1. 脸部减肥（瘦脸）

脸部肥胖的减肥，通常被称作瘦脸。现代女性崇尚瓜子脸、鹅蛋脸，显然圆嘟嘟、胖乎乎的脸型是无法让人接受的，希望能让自己的脸变得小一点，成了许多爱美女性的追求。于是各种瘦脸的方法此起彼伏，但其中疗效值得肯定的，应该非埋线瘦脸莫属。

（1）瘦脸的常用腧穴　根据中医针灸学的原理，人的脸部是手足阳明经循行的部位，其中集中了许多知名的穴位。因此瘦脸的腧穴集中在脸部，常用而有效的穴位是颊车，在这个穴位上首先进行咬肌粉碎以后埋线，具有很快使面部消瘦的作用，辅穴有：太阳、承泣、迎香、地仓、承浆、合谷、阿是穴（肿胖局部）。

颊车：位于下颔角的前上方一横指凹陷中，咀嚼时咬肌隆起处。具有消肿疏邪的功效，是消除脸部肥胖的要穴。

太阳：位于颞部，当眉梢与目外眦之间，向后约1横指凹陷处。具有疏经活络的功效。

承泣：位于面部，瞳孔直下，当眼球与眶下缘之间，是阳跷脉、任脉和足阳明胃经的交会穴。

迎香：位于与鼻翼外缘中点平齐的鼻唇沟里。本穴近于鼻，当嗅觉之冲。其功能能通鼻塞，肺开窍于鼻，与大肠相表里，因此对肺失宣降引起的水肿型脸部肥胖十分有效。

地仓：位于口角旁开0.1寸，在口轮匝肌中。具有祛风、明神镇静、消除面肌痉挛的功效。

承浆：位于下颌正中线下唇缘下方，颏唇沟的中央陷处。承浆又名天池、悬浆。具有疏风通络、消除水肿、镇静消渴的功效。

合谷：位于手虎口歧骨间陷中，以手平伸，微握拳，微凹处便是。具有疏风解表、通经开窍、行气活血、通络止痛的功效，是脸部减肥的常用穴位。

阿是穴：中医理论以肥为俞，所以在面部明显肥胖处埋线。

（2）瘦脸的埋线操作方法　脸部肥胖的减肥，最适用的是一次性埋线针埋线法，其他方法均不适宜做脸部减肥，因为操作不慎完全有可能会留下色素沉着或微小的疤痕。

面部瘦脸可选用 9 号埋线针 00 号线进行埋线，埋线要注意进针角度和深度。脸部埋线减肥每 30 天一次，3 次为一疗程，疗程之间应休息 30 天。出针时，应逐一快速拔出针具，且按压针孔，避免造成局部淤青。

2. 颏部减肥（瘦颏）

下颏如果脂肪堆积过多，显然对容貌影响很大，因为下颏位于双唇以下至颏骨左右双耳之间的部位，是人的脸部结构中较为显眼的部位，往往这一部位的美，牵一发而动全脸。

一般瘦颏埋线在双下巴的内侧部位应用 PGA 生物蛋白线局部交叉应用 7 公分 00 号线 2～4 针透刺最好。

瘦颏的常用辅穴：瘦颏的腧穴相对较少，也容易掌握，主要有廉泉和夹廉泉两个。

廉泉：仰靠坐位，位于颈部，当正中线上，喉结上方，舌骨上缘凹陷处。具有疏经活络的功效。

夹廉泉：位于廉泉两侧各旁开 0.5 寸处。

3. 颈部减肥（瘦颈）

颈部是最易堆积脂肪的部位，松弛的皮肤夹着下垂的脂肪，悬于颈部，即使有一张美轮美奂的脸，也会给人的容貌大打折扣的。想消除颈部过多的脂肪，相信是大多数年过 40 女性的追求。

瘦颈常用的腧穴：瘦颈的腧穴主要分布在颈背部，主要有人迎、水突、扶突、廉泉、大椎、大杼等。

人迎：位于颈部，喉结旁，当胸锁乳突肌的前缘，颈总动脉搏动处。本穴位于颏下、颈部两侧，迎前显见之处。也是饮食吞咽、送往迎来之处，故名人迎。具有祛风通络、行气活血的功效。

水突：位于颈部，胸锁乳突肌前缘，当人迎与气舍连线的中点处。具有行气活血，通经活络的功效。

扶突：位于颈外侧部，喉结旁，当胸锁乳突肌的前、后缘之间。具有疏风通络的功效。

大椎：位背部后正中线上，第 7 颈椎棘突下凹陷处。本穴位于背部，背为阳，本穴则为阳中之阳。为督脉诸穴在横膈以上者，调益阳气的总纲。又为督脉与手太阳、手阳明、手少阳、四经之会，因此凡阴阳之争一方偏胜不得其手者，均应取本穴调之。具有疏风清热、解表通阳、清脑宁神的功效。

大杼：位于第1胸椎棘突下，旁开1.5处，约在脊椎正中旁开2横指处。古人称椎骨为杼骨，以其形似织机之杼筐而得名。具有清热、疏风活络的功效。

4. 腰部减肥

腰部的曲线是女性最为在意的地方，美丽、性感的腰部被称为小蛮腰、杨柳细腰。但是腰部是女性脂肪最容易囤积的地方，一旦腰部聚集了大量的脂肪，应该说毫无美感可言，因此腰部减肥是最主要的减肥部位。

谁不希望当个"小腰精"，偏偏水桶腰的问题困扰着许多女性。很多人都有这样的体会，腰部很容易肥胖，如果腰变细了，一定是人整个身体都变瘦了。所以如何减水桶腰是很多爱美女性关心的主要问题。

带脉不通，小腹必胖，所谓"带脉"，指的是位于腰腹之间、人体唯一横向运行的脉络。"带脉"中的"带"字，含有腰带的意思，因为其横行于腰腹之间，统束全身直行的经脉，状如束带，故称"带脉"。（图4-1）

小腹肥胖是件很让人头痛的事。在现实生活中，不仅仅体重超标的人会有随身携带"游泳圈"的烦恼，就连一些明明看上去很苗条的人也会有小肚子凸出"疑似怀孕"的困惑，是很让人头痛的事。在现实生活中，造成腰腹部肥胖的原因有很多，例如，不规律的作息导致内分泌失调、爱吃高热量食品、久坐不运动导

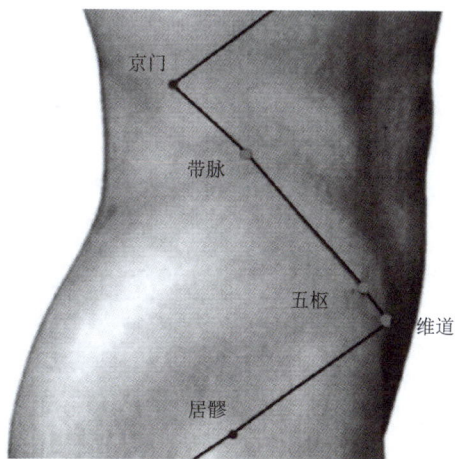

图 4-1　带脉、五枢、维道位置图

致脂肪堆积在腹部等。排除掉先天遗传与药物作用的因素，中医理论认为，腹部肥胖往往是由人体一条特殊的经脉"带脉"堵塞所造成的，因此，想要跟小腹上多余的肉肉说"拜拜"，首先就得让"带脉"变得通畅起来。

事实上，作为奇经八脉之一的"带脉"，就像人体自身配备的一条腰带，其主要功能就是"约束诸经"。腰带的作用是什么？就是为了让裤子不松弛，所以才会在腰部系上一条紧紧的腰带。事实上，人体的"带脉"也有这个作用。人体其他的经脉都是上下纵向而行，惟有"带脉"横向环绕一圈，好像把纵向的经脉用一根绳子系住一样，所以，带脉一旦堵塞，就会造成身体多条经络都堵在腰腹处。

很多人会在不知不觉中发现，自己腹部、腰部的赘肉越来越多，然后怎么减也减不下去。其实，这只说明一个道理，那就是"带脉"堵塞了，力量不够强，不能再约束腰部及腹部赘肉的生长。就好像我们的腰带坏了，没有办法扎紧裤腰一样，赘肉就会"噌噌"地长出来。

中医认为，人体的腹部为"五脏六腑之宫城，阴阳气血之发源"。腹部为阴，所有阴经都要经过腹部，如肾经、脾经等。如果腹部着凉，很容易就会让带脉变得淤堵起来，

因此平时一定要注意腰腹部肥胖导致的一系列问题。

想要让堵塞的"带脉"恢复通畅，跟腰部腹部赘肉说"拜拜"，一个行之有效的方法就是在带脉所在的位置埋线。大家知道带脉有三个穴位即带脉、五枢、维道；带脉确实和腰腹部的赘肉息息相关，在埋线美容瘦身专业的治疗中，也会着重地疏通带脉，来达到疏通腰腹的气血、排出宿便和废物来瘦身的目的。通过"带脉"这个万能穴来瘦身，方法其实也很简单，应用埋线的方法就非常有用，如果因为带脉不通需要减肥，在带脉的 3 个穴位埋线就能改善便秘，游泳圈也会渐渐由大号变为小号。

此外，带脉瘦身法还要配合一个特殊的部位那就是胆经。因为这两条经脉掌管着你的身材。胆经就在大腿外侧一线，通过刺激它可以加强胆汁的分泌，提升人体的吸收能力，提供人体造血系统所需的充足材料，也能使得气血运行畅通，这样自然而然就能变瘦腰了。

5. 埋线腹部减肥（瘦腹）

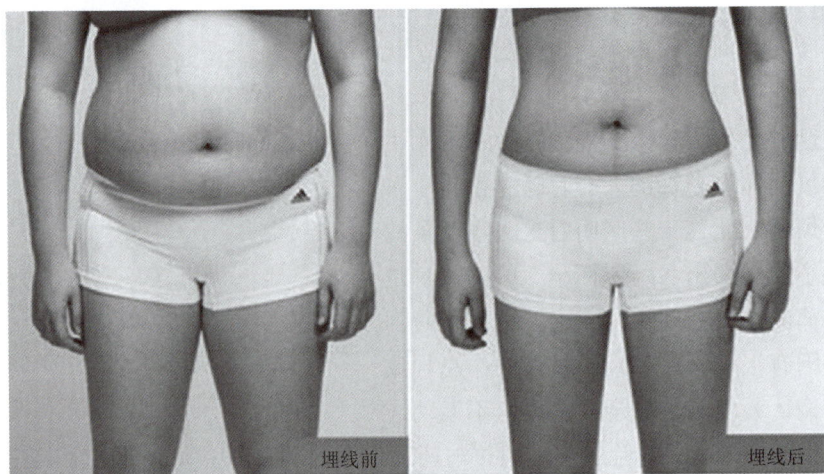

埋线前　　　　　　　　　　　　　　埋线后

图 4-2　腹部游泳圈埋线疏通前后对比

腹型肥胖又称中心型肥胖，是指脂肪在腹部的特别堆积，表现为腰围的增加。站立时，量腰围和臀围的尺寸，臀围以臀部最大处为准，然后用腰围尺寸除以臀围尺寸，得出腰臀比。例如某人的腰围是 79 厘米，臀围是 92 厘米，那她的腰臀比便是 0.86。男子腰臀比的上限是 0.85～0.9，女子为 0.75～0.8，超过这个范围就可以定义为腹部肥胖。

肥胖的出现，不仅影响人体的形象，而且还危害着人体的健康，那么这个时候腹部的减肥就成为了刻不容缓的事情了。腹部过度肥胖是加速衰老的主要因素之一，已有大量证据证明至少 15 种以上导致死亡的疾病与腹部肥胖有着直接关系，美国医疗专家最新提出代谢综合征的概念：如果腰围肥胖、血液中的甘油三酯偏高、血中高密度脂蛋白胆固醇偏低、血压偏高、空腹时血糖偏高等五项指标中，如果有三项或三项以上偏高，便符合了代谢综合征的特点，是同样的一群危险因子同时出现的情况。而挺着大肚腩的人群得高血压、冠心病、糖尿病的概率是常人的 5～8 倍，脑出血和脑梗死等疾病也很常见。腹部肥胖比臀部肥胖更危险，最容易患心脏病、中风、脂肪肝和 2 型糖尿病。

腹部肥胖的饮食治疗最重要，烹饪少放盐，不放糖，菜肴宜清淡。每日应多喝水。早晨适当进食瘦肉、鱼、蛋奶等，少食肥肉及动物内脏。中午主食以粗粮为主，不吃零食及一切额外的食品。晚上不吃任何五谷杂粮以及油脂，可以进食水煮时令蔬菜及时令瓜果，也就是我们提倡的早吃好，午吃饱，晚吃少饮食原则。

节食方案是根据肥胖者的不同情况制定的，各人的情况千差万别，体重超重者在原来的进食量基础上减少部分主食量，可用蔬菜或水果充饥，但不宜用其他食品来补充。合理饮食可以防肥胖。饮食结构不合理是肥胖的主要致病因素之一。比如在热量相等情况下，数量多比数量少的食物更易于接受。尤其是在经济条件尚不够好时，为追求数量，过多进食碳水化合物和脂类引起肥胖的病例常可见到。如果能够认真、持久的节制饮食，即使不采取其他治疗可收到一定的减肥之效。

腹部肥胖主要是由于摄入碳水化合物和脂类能量过多而消耗过少造成的，因此，减肥首先要限制能量的摄入，摄入的能量要低于人体的消耗量。当人体每日摄取的能量低于身体消耗的所需量，其缺少的那部分能量就可依靠体内的脂肪来补充。这样可以日渐消除业已堆积的多余脂肪，达到减肥的目的。饮食与肥胖的关系告诉我们合理控制和调整饮食，改变饮食习惯是防治腹部肥胖的重要措施。

四、腹部辟谷减肥法

辟谷疗法是在有限的时间内，除可适量饮水外，断绝一切食物，全靠体内的储存能量代谢，保障人体正常生命活动和工作需要，同时通过辟谷自身的净化功能，达到祛病延年的一种治疗方法。

我国现存最早的"辟谷"资料，是长沙马王堆出土文物《却谷食气》篇。现今，我国和不少国家均有以此法治疗疾病的报道。诸多资料证实适量断食对人体确有防病治病作用。

辟谷疗法的理论依据是通过辟谷可以清洁消化道，辟谷后，宿便 7 天左右可以完全排出。当肠道清理干净后，肠壁上衰老的或功能不健全的细胞也会自动脱落，这对提高肠胃的消化能力，特别对肠胃疾病的防治有益。还可以疏通和软化血管，辟谷后，物质的分解代谢相对加快，血管壁内的血栓易被溶解而使血流通畅。沉积于动脉内膜的脂质也会分解析出，动脉管壁软化变薄，对心脑血管病有益。重要的是通过辟谷消耗多余脂肪，正常人体内储存丰富的脂肪，辟谷后，脂肪可转化成能量。按每人每天消耗 1500千卡热量计算，一般可足够三个月的需要，肥胖者可达一年左右。辟谷前 5 天，体重减轻最明显，平均每天 1～2 公斤；5 天后，平均每天减 0.5～1 公斤；10 天后，0.3～0.5公斤。当体重减少到原重的 40% 时，约 40 天时间，还不至于有危险。减肥辟谷疗法一般每个月 6～8 天，相对安全。辟谷消除体内代谢有害物质，人的疾病很多是由人体内环境的有害物质造成。辟谷后，一方面有效地降低机体代谢，减少有害物质产生；另一方面，在消耗体内多余脂肪和蛋白质的过程中，首先消耗掉的是弱化、病变、衰老的细胞。如肿瘤细胞、脱落细胞及内环境的有害物质。医学上称"自身融解"。辟谷激活免疫系统，辟谷后营养物质输入缺乏，这时候机体会刺激构成免疫器官的细胞使其代谢活跃，加快更新和组建。如：免疫抑制物的排出，从而解除免疫抑制，激活免疫功能；机体内耗，首先耗掉的是老化的、弱化的组织细胞，同时机体利用这些"原材料"合成新蛋白质的速度相对加快，结果使机体老化的组织蛋白质及脂肪得到更新。从而使人的整体机能加强，可出现"返老还童"现象。辟谷还有调解神经系统作用，辟谷 3～5 天后，其神经系统的兴奋性明显增强，全身细胞的代谢方式也向有利于生存的方向发展。一旦进入补食期，会突然发生反驳力，焕发出更新的生命。

对于超级肥胖且腹部特别肥胖伴有慢性病疑难病的患者，我们根据辟谷调节的优越性，建议选择埋线以后科学辟谷，这样三管齐下，在迅速减肥的同时调节了那些慢性病疑难病，不失为一种腹部减肥的优选方案。

五、埋线减肥法

埋线减肥方法起源于 20 世纪 60 年代的穴位埋藏法，是在传统的"针灸减肥"的基础上改良和发展的，是改良式针灸。过去的针灸减肥法是以小钢针来针灸穴位，而"穴位埋线法"是以线代针的一种减肥方法。

埋线减肥法是针灸减肥的延伸和发展，是改良式针灸。此法 15～30 天埋线 1 次，免除了肥胖患者每天"针"一次的麻烦和痛苦，是繁忙现代人首选的减肥法。

埋线减肥是根据患者的个体差异、不同的症状、不同的肥胖机制，进行合理有效的辨证选穴和体质调理，在相应的穴位埋入生物蛋白线、胶原蛋白线（以线代针），来达到"健脾益气、疏通经络、调和阴阳气血"的作用，从而调整了患者的自主神经和内分泌功能。

埋线减肥一方面抑制了患者亢进的食欲，同时也抑制了患者亢进的胃肠消化（消化食品）吸收，从而减少能量的摄入。另一方面它可以刺激患者迟钝的自主神经（交感神经），使其功能活跃，增加能量（能量食品）消耗，促进体内脂肪分解。所以穴位埋线减掉的是人体的脂肪和多余的水分，并能保证减肥过程中人体的健康和精力的旺盛，且反弹率极低，这是穴位埋线减肥的最大优点。

埋线减肥方法是将可被人体吸收的"生物蛋白线"或者"胶原蛋白线"利用特殊的一次性针具植入穴位，通过线体对穴位产生持续有效的刺激作用，包括调整人体的内分泌、神经系统及新陈代谢，最后达到瘦身减肥的效果。

埋线减肥是根据患者的个体差异、不同症状、不同的肥胖原因进行辨证选穴，然后在穴位上埋线，起到疏通经络、调和气血的作用。

埋线减肥，根据不同的病情和引起肥胖的原因，埋线的穴位也有所不同，选择最佳的穴位搭配组合，才能最终达到减肥的目的。

埋线减肥整个过程 20 分钟时间即可。无痛苦，无副作用，省时间，只需每个月治疗一次。埋线减肥每次可持续 20～30 天，减围且减体重，不影响正常学习和工作，最适合平时工作忙和外地的客人。

埋线减肥，其要点在于选穴、取穴、所选穴位之间的有效组合、技术手法的熟练程度、消毒是否规范以及操作者的临床经验等。

疗程：一疗程 3 次，埋线减肥一次，可持续 20～30 天。一般一次就能见到减肥效果，一个疗程下来，减围 5～10 毫米，体重可下降 3～5 公斤。通过埋线减肥，腹围、腰围、臀围、腿围等会明显减小。埋入的线是生物蛋白或者胶原蛋白制成的，属于异体蛋白，经过特殊的方法将生物蛋白或者胶原蛋白线埋入需要减肥部位的穴位，不用取出来。蛋白线在体内会保留 2 个月，最后逐渐被身体彻底吸收。

六、八卦埋线减肥和脂肪粉碎技术

马立昌与好朋友葛欣甫先生进行交流，根据太极六合针应用易经八卦原理，在脐部向八卦不同方向的卦位埋线，对相对应脏腑进行埋线身体调理和埋线减肥，在应用中收到了很好的治病效果和减肥效果，在本书向读者推荐这方面经验，以供大家临床应用，希望大家在减肥方面取得更好的效果。

八卦埋线减肥是在脐部（神阙）实行埋线的技术，达到疏通经络，调和气血，恢复脏腑功能的一种埋线技术创新方法。通过多年临床验证，证实是当前减肥治疗当中效果较好的方法之一。

1. 脐部（神阙）的解剖结构

脐由致密的疤痕组织构成，上皮的深层即与脐筋膜和腹膜相连，称为脐环。由于脐部没有皮下组织，也没有腹膜外脂肪组织，因此，脐和脐环是前腹壁上的薄弱点，同时也为药物的渗入提供了一条较好的途径，埋线进针时也是疼痛比较少的部位。

胚胎时期通过脐环的结构有卵黄柄、尿囊、脐尿管以及两条脐动脉和一条脐静脉，随着胚胎的发育，卵黄柄、尿囊和脐尿管逐渐萎缩成纤维束，脐环逐渐缩成一个小口。出生后，结扎剪断脐带，形成小脐痂，迅速愈合上皮形成，从而使脐环处形成内陷的瘢痕。在瘢痕形成过程中脐动脉和脐尿管残余及其周围纤维化程度高，充填以致密的纤维性组织；而脐静脉纤维化较差，有时甚至没有闭锁，因此脐环上缘组织融合较差。

脐为圆形凹陷，但很少有正圆形，大多为椭圆形或偏圆形，尤其是成年人，由于身体各方面功能和结构的变化，脐部（神阙）的外形也会发生不同程度的改变，脐孔变小、变浅，皱褶增多，有的因腹部脂肪的增加而使脐孔下陷，到中老年后，由于精气的衰退，脐孔逐渐闭锁，这在女性更为明显。

2. 中医对于脐部（神阙）的认识

肚脐对人体中的外表物质有强大的收引作用，任脉之气行至此后皆缩合而降，故名气合。气合气态也，合来源也，气合意指本穴为任脉上部经脉气血的来源之处。由于人体引力场的作用，体表的气血物质在此皆为缩合变化后深聚，但本经气血并非全部在此缩合聚集，而是仍有小部分气血循任脉上行，这小部分上行之气为任脉上部经脉气血的重要来源，脐部（神阙）为胎儿未出生时与母体相连的生命纽带。

脐部（神阙）不仅是人体唯一可见、可及的穴位，同时还包括中枢脉、膻中、丹田等在内的一个微观系统即"脐部（神阙）系统"，我们要从有形的局部认识升华到无形的系统层次认识，才能对脐部（神阙）有更为全面的了解，找到太极八卦的重要理论依据。脐部（神阙）系统是中国传统养生学、传统哲学和传统修炼学（禅修、丹道）的研究实践的总结，虽然没有披戴神秘的外衣，却在医学上有着神奇的效用。

脐部（神阙）为神之中舍，上为天部，下为地部，脐部（神阙）居中为人部；脐部（神阙）之周围上有水分、下脘、中脘，下有阴交、气海、中极，两旁为盲俞、天枢、大横，脐居正中如门之阙，神通先天，广大无边。父母相交始成胎时，先天脐带如荷茎，系母之命门，天一生水而生肾，状如未敷莲花，顺五行以相生，赖母气以相转。十月胎满，则神气注于脐中而成人，故名脐部（神阙）。人自出生以后，心灵之神与生命之神分离，心灵之神上升于脑中，生命之神仍留于脐内。因此，脐部（神阙）不仅是一个先天生命系统，同时也是后天生命系统，对整个生命体起着宏观调控作用。

鉴于脐部（神阙）在人体中的特殊作用，早在上古时期，古人在与自然和疾病作斗争中即用原始的针灸、热熨、敷贴、按摩等手段进行脐疗。春秋战国时期，在帛书《五十二病方》计收方283张，其中包括肚脐填药、敷药及角灸脐法。《黄帝内经》将脐疗上升到了理论上的探索，如《灵枢·营卫六腑》曰："足厥阴肝脉……其别支循脊入骶属督脉，上过毛中，上行入脐中"。《黄帝内经》之后的《难经》对脐周部位与五脏六腑的对应关系进行了论述，指出脐下肾间动气者为"五脏六腑之本，十二经脉之根，呼吸之门，三焦之源""主通行三气，经历于五脏"，这是对脐疗理论的一大贡献。

脐部（神阙）位于任脉，而任脉属阴脉之海，与督脉相通，脐又为冲任循行之所，且任、督、冲为"一源三歧"，故三脉经气相通。由于奇经八脉纵横交错，贯穿于十二经脉之中，联系全身经脉，都与脐有着直接或间接的联系。

脐不仅与经脉相通，还与五脏六腑关系密切。脐不仅内通脏腑，还与脑相通，任脉与督脉同起于胞中，任脉过脐，督脉行脊背，贯脊入脑，故脐络于脑。祖国医学认为，脐为五脏六腑之根，神元归藏之本，经络之总枢，经气之总汇。

3. 脐部（神阙）是全身经络枢纽和能量储存库

脐部（神阙）属任脉穴，与诸经百脉相通，首先是任脉之别络会阴与督脉、冲脉相交会；接着足厥阴肝经与任脉交会于曲骨；足三阴之脉交会于中极、关元；足少阴、冲脉又交会于阴交；足太阴之脉交会于下脘；手太阳、手少阳、足阳明之脉又交会于中脘、上脘；阴维脉交会于天突、廉泉；足阳明之脉还交会于承浆。任、督、冲、"一源三歧"。督脉的分支与任脉并行，冲脉与阳明、少阴之脉并行，督脉"总督诸阳"，任脉"总任诸阴"，三脉经气相通，更由于十二正经和奇经八脉均与任脉相交会和联系，使脐部（神阙）能联通全身之经脉。通过经气循行，交接于五脏六腑、四肢百骸，故有脐部（神阙）通八脉之称，亦为全身经络的枢纽。

人体有大大小小的无数个穴位，就如无数个能量聚集点。从外界摄入的水谷精微，通过脏腑的运行转化成营卫气血储存于体内。营卫气血既是人体维系生命的能量，也是人体抵御外邪的防卫力量。这些能量分布于全身，所以我们可以将穴位看作是能量聚集点。穴位本无大小之分，但其所储存的能量却是差异甚大，就如我们储存粮食的仓库一样，一些小仓库只储存了少数的粮食，而一些大仓库却储藏了很多的粮食和其他物资。如人体上的脐部（神阙）、百会、大椎、长强、命门、中脘、气海、关元等，这些都是人体较大的能量聚集点，而所有这些穴位中，脐部（神阙）所聚集的能量为最多，脐部（神阙）是全身最大的能量储存库。

穴位既是能量的聚集点，同时亦是能量的激发点，人体发生疾病后，根据罹患病区的脏腑经络，埋线相关穴位后激发其能量的释放，被激发出来的能量迅速转换成治疗信息向病灶部位输送，达到治愈疾病的目的。脐部（神阙）是全身最大的能量库，因此也就是全身最大的能量激发点，埋线脐部（神阙）后所起的治疗作用也就最大，所以在这个穴位作为进针点向不同卦位相关联的脏腑腹部的区域刺激不仅仅是调理脏腑气血功能，通过相关脏腑功能调节，经络通路疏通了大肚腩的问题也就迎刃而解了。

4. 脐部（神阙）是全身最大全息元

全息生物学是我国著名生物学家张颖清教授创立的，是研究全息胚生命现象的科学，是生物学的一个重要分支。从胚胎学观点看，由于在受精卵通过有丝分裂分化为体细胞的过程中，DNA 经历了半保留复制过程，所以体细胞也获得了与受精卵相同的一套基因，它也有发育成一个新机体的潜能。

全息学说认为，每一个机体包括成体都是由若干全息胚组成的，任何一个全息胚都是机体的一个独立的功能和结构单位，或者说，机体的一个相对完整而独立的部分，就是一个全息胚。在每个全息胚内部镶嵌着机体各种器官或部位的对应点，或者全息胚上可以勾画出机体各器官或部位的定位图谱。全息胚犹如整体的缩影，这些对应点分别代表着相应的器官或部位，甚至可以把它们看做是处于滞育状态的器官或部位。在全息理论中，各个对应点有不同的生物学特性，但是每一个对应点的特性都与其对应器官或部位的生物学特性相似。也可以把全息胚看做是处于某种滞育阶段的胚胎，因此，其内不仅含有全身的遗传信息和生理信息，而且在病理条件下，全身或局部的病理信息，也相应地出现在全息胚或其对应点内。

5. 脐部（神阙）布气理论与疾病的关系

人体之中究竟有多少全息元是难以计算的，大到一个整体，小至一个细胞，都可看作为一个独立的全息元，而脐部（神阙）为全身最大的全息元之一，同时脐部（神阙）也是全身最大的信息处理器。

脐部（神阙）布气学说是太极八卦的重要理论基础。内经气化点穴法、脏腑图点穴法、腹针疗法、脐针疗法、腹部推拿术、内丹修炼术以及各种脐疗法等都是以神调布气学说为核心形成的一个宏观调控系统。腹针疗法发明者薄智云先生认为，人之先天，从无形的精气到胚胎的形成完全依赖于脐部（神阙）系统。神阙系统可能是形成于胚胎期的调控系统，也是经络系统的母系统，因此，具有向全身输布气血的功能与对机体宏观调控的作用。

整体观念是中医学的一大特色，也是中医学的精髓所在。而整体观念的核心思想便是脏腑学说。中医的基础理论便是以脏腑学说为核心展开，十二经脉也是构架在脏腑功能系统上的母系统。脐部（神阙）位于五脏六腑的中心，与五脏六腑的关系也就最为密切，脏腑的功能失调或阴阳不和时，都会在脐部（神阙）有不同程度的反映，因此，脐部（神阙）在治疗五脏六腑病症和减掉肚腩所起的作用也来得最快。

经络是运行气血的通道，其形成可以追溯到胚胎期。人体最初是通过脐带从母体汲取营养逐渐形成的，因此脐部（神阙）通向全身运行气血的通道在先天即已形成，这些通道便是经络系统。因此，经络是先于脏腑与肢体的全身最早的系统，这个系统便是脐部（神阙）经络系统，奇经八脉均隶属于这一系统。人的生命活动是以人的先天元气为基础，中医将人体的先天元气称为"命门之气"。人体在未出生之前，元气居脐下，与母体的呼吸相通，并在母息的作用下，使元气鼓运推动着体内奇经八脉的运动，奇经八脉支撑脏腑机体的活动，这便是人的先天气机状态，出生后，随着脐带的剪断，切断了母体的动力之源，婴儿迫不得已一声啼叫，实现了体内外气体的交换，进入到外呼吸的后天气机状态，人在此时也从先天进入到了后天。这时脐下元气移居肾间，在元神支配下，以奇经为支撑和通道，直接与人的脏腑连接，驱动着生理活动，再通过脏腑的功能，与人体十二正经相连，把谷气、氧气通过经络融贯全身，直接供养维持生命的能量需要。因此先天元气及其气机状态（神阙）布气学说是生命活动的基础，是生命的原动力。其他的脏气、经气、营气、卫气等都是在元气推动下的功能和产物，是后天之气，只是加强了运化代谢系统的宣通，它不能代替元气及其先天气机状态，更不能创生元气，这便是人体先天和后天不同的生命过程。

脐部（神阙）埋线有培元固本、回阳救逆、健运脾胃、和胃理肠及通调全身脏腑经络等功能。我们先来看看脐部（神阙）周围的腧穴：盲俞为足少阴肾经的腧穴，为足少阴冲脉之会，有补肾益气、消胀止泄的功能；中脘为任脉的腧穴，是胃之募穴、脾之结穴，又是任脉及手太阳、手少阳、足阳明之会穴，八会穴中之"腑会"，具有温中散寒、清热化湿、消食导滞、理气活血、温补脾胃、扶正祛邪等功能，位处中焦，是上腹部的重要穴位之一；气海为任脉之腧穴，为肓之俞，可升阳益气、补肾固精、行气化湿；关元亦属任脉之穴位，为足三阴经与任脉之交会穴，小肠之募穴，有温阳固脱、通调三阴、益肾保健、泌别清浊的功能，关元位处下腹的中心，是下焦的重要腧穴之一；天枢是足阳明胃经的腧穴，大肠之募穴，是大肠腑气输注汇集之处，位居身之中，具有升降气机，斡旋上下的作用，能调理胃肠，行气活血，可调中下二焦之气血；大横属足太阴脾经穴，为足太阴、阴维脉交会穴，具有调理肠胃、宣通腑气、健脾益气的功能。以上这些腧穴纵横交错分布，构成了庞大的脐部（神阙）经络系统，使腹部及全身经气上下贯通。这些穴位都分布在上下腹部，对治疗胃肠疾病的功效尤为突出。如纵行分布的中脘、下脘皆有健脾和胃、疏肝理肠之功能，关元、气海皆可培元固本，温补冲任；横向分布的肓俞、天枢、大横都有健脾理气、通调肠胃的功能。分而言之，中脘、下脘位居中焦，以调理中焦为主，因消化系统以脾胃为首，又中脘为腑之会和胃的募穴，故中脘、下脘为治疗消化系统疾病之要穴；气海、关元、中极位居下焦，皆系先天肾气之源，以调理下焦为主；肓俞、天枢和大横居中，这些为腹部的纵横线的主要穴位，可调理中、下二焦脏腑功能，健脾和胃，培元固本，起到先天后天同调的作用。"胃为水谷之海"，"脾为后天之本"，与脐部（神阙）联系在一起，可共同调整督、任、冲脉及脏腑功能，从而起到先天、后天同治的整体调整作用。再加上任脉、少阴肾经、太阴脾经和阳明胃经的其他穴位，在腹部构成了一个强大的经穴网络。而这些经穴同腹部和脐部（神阙）的太极阴阳八卦信息又有着密不可分的联系。因此，通过埋线脐部（神阙）和腹部的相应方位脏腑，能起到调和脏腑、平衡阴阳，治愈全身疾病和减肥的作用。

（1）太极图腹部定位法　人的腹部是个左升右降的太极图。脾气上升，胃气下降，与天体太极左升右降的运行轨迹相吻合。中脘、中极和左右大横再加上脐部（神阙）正好是河图洛书中间的五个点。如果我们把太极图竖放，分隔黑白阴阳鱼的灵界线中点正对脐部（神阙）的脐蕊，那么阴阳鱼的两个鱼眼正好分别对应下脘穴和石门穴。如果将太极图旋转平放的话，则两个鱼眼正好分别对应左右天枢穴。中脘、中极和左右大横，再加中心的脐部（神阙），五个穴位五行五象：左大横表示东方甲乙木，右大横表示西方庚辛金；中脘穴表示南方丙丁火，中极穴表示北方壬癸水。脐部（神阙）居中表示中央戊己土，其形方象地；周围四穴又象太极含四象，脐部（神阙）又象太极含一气，其形圆象天，正是一个活生生的太极图。在腹部的太极图上看脐部（神阙）是太极的中心点，但脐部（神阙）也是一个独立的小太极，而人的整体是个大太极。

（2）八卦人体定位法　八卦分为天体八卦和人体八卦。人体是一个具有复杂结构和复杂功能的系统，至今依然无法确定人体的内涵和界面。人体八卦其意就是反映人体的八卦体象和八卦在人体诊断治疗中的应用，这里最为重要的是天人合一的人天观问题。人体不仅普遍存在着太极阴阳全息，而且普遍存在着八卦全息，并且都可以八卦定方位。通过八卦体现了人体的相关性和整体性。人体八卦反映了人与天地宇宙所形成的一个统一整体。人离不开宇宙所赋予的自然环境，而宇宙间的运动变化又折射在人体身上，宇宙与人体在各自运动过程中具有相互感应的效应，通过八卦反映了天人一理、医易相通的原理。（图4-3）

内八卦是太极八卦中"太极八卦经络调控系统"的枢纽中心，大部分疾病的治疗都在内八卦组方、定位并布针施治，通过刺激脐部（神阙）局部的信息效应器激发深聚的能量，然后把激发出来的能量转化为治疗信息，通过太极八卦经络调控系统向周围的病灶部位输布。

内八卦的定位以脐部（神阙）为中心，直径约为三寸左右。它不是以肚脐的大小范

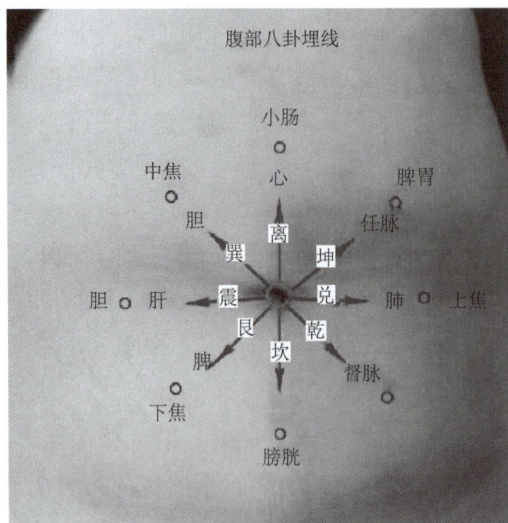

图 4-3　腹部八卦减肥埋线示意图

围为界定（这一点是与脐针疗法的最大区别），因为肚脐的大小各人相差甚大，在腹部所占的比例也不尽相同，即便是同一个人，肚脐的大小范围也会随着年龄的不同而有所变化。所以内八卦的定位应以整个腹部的比例去衡定。我们将腹白线的中心点至腹部边缘假设为六寸，两边相加为十二寸，内八卦的直径范围约为三寸，它在腹部所占的比例约为腹横线的四分之一。

衡定内八卦的大小范围，除了各人肚脐的大小不同外，更重要的一点，就是随着年龄的增长和工作环境、生活起居和饮食习惯等的改变，肚脐的外形、深浅、皱襞等结构都会不断发生变化，本来很深的肚脐变得浅了，或因腹部脂肪的积聚使脐孔变深，有的大肚脐变得小了，圆形的变为斜的等不一而足。尽管肚脐的形状变了，但它里面所储存的信息源却没有因此而改变，因为所改变的只是肚脐的外表形状。或许是由于年龄的增长精气衰退，脐部（神阙）所储存的能量也相应减少。就如我们一家人住在一栋房子里，天长日久后，由于风雨的侵蚀，房子的外围倒塌剥落，整幢房子的轮廓变得小了，但住在房子里的人却没有因此而改变。

经过临床实践证明，在内八卦范围内埋线治疗，与单纯的在脐部（神阙）埋线其效果相仿，这样，对于那些肚脐畸形或闭锁的患者治疗时带来了极大的方便。接下去我们只须将一个后天八卦图往腹部以肚脐为中心的三寸范围一放，就会看得一清二楚，也就不难定位了。

定位时先以脐部（神阙）穴为中心确定纵向的中轴线，上面的为离卦，下面的为坎卦，左边的为震卦，右边的为兑卦（左右定位以医者的观察角度为准，与患者的自身角度正好相反），左上角为巽卦，右上角为坤卦，左下角为艮卦，右下角为乾卦。

内八卦的定位确定后，中八卦的定位就非常容易了，说得清楚一点，中八卦就是在内八卦的基础上作相应的放大。中八卦的大小范围与腹部太极图范围相仿，先定出四正位：上部以任脉的中脘穴为界，下部以任脉的中极穴为界；两边各以左右的大横穴为界。四正位界定后，四隅位可在四正位的基础上作相应的方位界定。中八卦的方向定位与内八卦完全一样，因此我们只要将内八卦的方向定位准确后，中八卦的定位只须以内八卦范围向外作放射状扩大延伸即可。

（3）腹部八卦脂肪粉碎技术　腹部八卦减肥是以脐为中心放射的 5 个方位，分别对应相应的脏腑肾、肝胆、脾胃、肺。八卦减肥是通过调节肺、肝胆、脾胃、肾而达到减肥瘦身和紧致的目的。对于身体极度肥胖的超级大胖子一般八卦的卦位都要使用，并且应用 9 号针 00 号植物蛋白线更好。腹部八卦减肥调理的是失调的脏腑功能，疏通经络，调和气血，一般肥胖是气虚痰湿导致的经络不通，不通则瘀，脂肪聚集，水液潴留膀胱经不通，所以大肚腩经久难愈。腹部八卦减肥解决了这些因素以后自然而然肥胖问题就迎刃而解了。

脂肪粉碎是在腹部的中脘、双大横、关元 4 个穴位 9 号针 2.5 公分双线 90°刺入，再在穴位周围 200°的范围应用埋线针的刃部对腹部脂肪进行粉碎的技术，脂肪粉碎以后，葡萄状的脂肪包皮就会破裂，脂肪液化，好像气球放气了以后的状态，可以立竿见影的看到腹部变得消瘦平坦，达到快速减肥见到腹围减少 2～3 寸的效果。

（4）埋线方法方案总汇　主穴：腹部八卦五个方位、带脉、五枢透维道、血海、梁丘、丰隆。

配穴：食欲亢进明显配上脘、内庭；便秘配支沟、上巨墟、大肠俞、曲池；痰湿体质者配大肠俞、气海俞、承山。脂肪粉碎技术：中脘、双大横、关元。

（5）埋线减肥，注重原则、强调针法穴法　埋线减肥发展至今，临床实践已经基本上肯定了其减肥的安全性和有效性。微创埋线减肥采用一次性微创埋线针和新型的生物可降解材料，特别是 PGLA 材料的应用，进一步减少了治疗痛苦，提高了安全性。与针灸减肥相比较，埋线减肥的便利性毋庸置疑，这是埋线减肥受欢迎的主要原因。由于减肥实际操作的复杂性，涉及患者行为、饮食运动和生理病理等原因，埋线减肥并不容易掌握。

a. 减肥理念应当正确，减肥原则应当把握　埋线减肥是基于健康的减肥方式，可以通过清胃、健脾、理气、化痰等方式取得减肥效果，表现在体重的下降和腰围的减小。埋线减肥是不应严格限制饮食的。通过严格限制饮食为基础的埋线减肥，其减肥效果应该说与埋线没有密切的关系，获得的减肥效果是不容易维持的，可能会在很短的时间内反弹回来。

临床减肥者的目的是各不相同的，虽然表现为对体重下降的苛求，但也潜在对体型的要求。根据标准体重可以把希望减肥的人群分为两类：一类是按照标准体重或体质指数，体重确实超过了正常范围，需要减重的人群；另一类是体重在正常范围内，仍然希望体重进一步减低的人群。由于两类人群在生理和肥胖病理方面都有很大的差异，所以，采用的减肥方案也有很大的不同。

对于体重确实超过了正常范围需减重的人群，微创埋线的效果相当明确。首先可以表现在食欲的迅速控制，此后会出现体重的下降，甚至腰围的减少，对于肥胖伴随的一些症状，如乏力、困倦、失眠、心烦等症状和体征也会有很好的改善。这些患者在经过 1～2 个疗程的减肥后均可出现明显的效果。此后辅以饮食的适当控制，可以维持体重恒定。

对于体重并不超重，仍然希望体重进一步减低的人群，直接降低体重是比较困难的。对于此类患者，如果伴有亚健康状态，可以通过埋线等手段，对亚健康状态进行调整，改善其不适症状和精神面貌，对局部体型有一定的改善作用。如果身体不伴有亚健康状态，而且迫切需要减重，应该在埋线减肥的基础上，采取综合和长期的减肥方案。这些方案包括预防性治疗、饮食的积极控制、运动的增加和推拿的配合，而且需要相当强的毅力。在经过 3~6 个月的调整之后，也可以获得一定的减重效果。

b. 针有针法，穴有穴法　埋线减肥并非选择了穴位，一埋了之。埋线减肥并不强调复杂的针灸补泻，但是对于不同的身体部位，由于解剖不同、脂肪组织分布不同，针法显然不同。一般来说，减肥的穴位主要分布于肝经、脾经和肾经以及表里经，如足阳明胃经和足少阳胆经上。由于肥胖和消化系统有密切的关系，而胃主受纳、脾主运化，足阳明胃经腧穴和足太阴脾经腧穴在减肥治疗中处于相当重要的地位。此外，任督二脉穴位和膀胱经背俞穴也在微创埋线减肥中具有举足轻重的地位。

腹部穴位如足阳明胃经、足太阴脾经和足少阴肾经穴位主要分布于胃肠体表投影区，也是容易发生肥胖的部位，具有调节消化系统和局部治疗的双重作用。这些穴位不仅对腹部、胃部肥胖有治疗作用，而且可以收紧松弛皮肤，同时能够治疗胃肠疾病如胃脘痛、便秘以及妇科疾病如月经不调、痛经、带下病。这些穴位既可单独使用，也可以根据肥胖部位和症状不同联合使用。刺法采用直刺或透刺加上扫散针法，线体植入应该位于皮下组织与肌肉之间。

背俞穴全部分布于背部足太阳膀胱经第一侧线，即后正中线旁开 1.5 寸，其上下排列与脏腑位置的高低基本一致，主要依据接近某脏腑的部位来命名，如肺俞、心俞等。五脏和六腑的俞穴是五脏六腑之气聚集输注于胸背部的特定穴，是脏腑之气所输注、结聚的部位。这些穴位在调理相应脏腑功能方面具有重要的作用，可用于诊治相应脏腑的失调。

背俞穴应该向内斜刺 0.5~1 寸。进针时向脊柱方向斜刺或者透刺临近穴位。或者采用提捏进针法，将穴区皮肤捏起，直接将线体埋植入皮肤下面，比较安全。

远端肢体穴位由于经络内联脏腑，外络肢节，分布在四肢远端的穴位对脏腑阴阳失调具有重要的调理作用，这些穴位中有原穴如太冲、太溪、合谷等，也有重要的交会穴如三阴交，脏腑合穴如曲池、足三里、阳陵泉和阴陵泉，也有郄穴如梁丘等。这些穴位虽然并非直接作用于脂肪，但是对于食欲调节、机体代谢、水液的消除具有重要作用。在刺法上相对来说比较安全，但是也要注意一些解剖结构比较复杂的穴位如内关、三阴交、委中等，埋线时选择短而且偏软的线体，以免影响活动。

c. 总结取穴规律，掌握配穴原则　微创埋线减肥的取穴研究文献和临床实践上尽管有辨证和根据症状配穴的不同，但是仍然是有一定的取穴规律的。

①以腹部穴位为主：在大多数配穴方式中，都是以腹部穴位为主的。腹部穴位分布在任脉、足阳明胃经、足太阴脾经和足少阳胆经上，不仅具有疏通经络、局部调节脂肪代谢的作用，而且可以调节脾胃的功能，任脉穴位多为募穴所在，如胃募中脘、小肠募关元、三焦募石门，可以调节水液代谢和水谷精微的吸收。任脉与冲脉也多有交会，同时有调节月经的作用，这对女性减肥是非常重要的。

②以调节脾胃为主：足阳明胃经的天枢、梁丘、丰隆、足三里，脾经的阴陵泉、大

横、腹结、三阴交，以及膀胱经背俞穴的脾俞、胃俞都与脾胃的功能有关。肥胖的核心病机是脾虚和痰湿，因此，调节脾胃的穴位在减肥中具有重要作用。

③局部与远端取穴相结合：减肥不仅要在肥胖局部取穴，而且要根据症状选择远端穴位，在肥胖的远隔部位循经选穴，其中主要是五输穴、原穴、络穴等。这些重要的特定穴对调节五脏六腑功能具有重要作用。

④重视伴随症状：肥胖患者多见便秘、腹泻、食欲旺盛等症状，这些症状与肥胖密切相关，此时可以在主穴的基础上进行随症配穴。例如：便秘取支沟，痰多取丰隆，食欲旺盛取梁丘，月经不调取血海、三阴交等。

临床上将肥胖分为不同版本多个证型：脾虚湿阻、脾胃湿热、肝郁气滞和脾肾阳虚比较多见。这些证型基本上代表了减肥人群的常见体质特征。实际上，肥胖患者临床症状非常复杂，很难简单地根据症状划分肥胖的证型。例如，一个食欲亢进、便秘、舌红苔腻辨证为湿热的患者，同时可能伴随着畏寒；一个动辄气短，大便溏薄，肌肉组织胖而松弛，舌淡而胖，脉濡缓无力辨证为脾虚的患者可能伴有情志不畅、月经不调。这时就必须根据主要症状，脉症合参，抓住主要病机而选择穴位。

参 考 文 献

［1］马立昌，单顺，张金霞. 微创埋线实用技术. 北京：中国医药科技出版社，2011.

［2］马立昌，单顺. 微创穴位埋线疗法. 石家庄：河北科学技术出版社，2008.

［3］杨志刚，钟方盛，冯居秦. 中国美容大百科全书. 上海：上海科学普及出版社，2011.

［4］张金霞，马立昌. 埋线美容塑形实用技术. 石家庄：河北科技出版社，2012

［5］孙文善. 中华埋线名医百家精粹. 上海：复旦大学出版社，2017

［6］王海军. 中医美容学. 北京：中国中医药出版社，2006.

［7］魏睦新，王钢. 美容中医学. 北京：人民军医出版社，2004.

［8］郭霞珍. 中医基础理论. 上海：上海科学技术出版社，2006.

［9］林政宏. 中医入门一学就通. 广州：广东科技出版社，2007.

［10］刘兰芳. 中医辨证治要. 北京：金盾出版社，2008.

［11］海棠，冯居秦. 中医美容 500 个为什么. 上海：上海科学普及出版社，2009.

［12］元发芝. 美容外科学. 北京：中国医药科技出版社，2006.

［13］程金龙. 微创美容外科手术技巧. 沈阳：辽宁科学技术出版社，2005.

［14］吴荣忠，段瑞平，曹汝智. 现代实用医学美容学. 北京：学苑出版社，2002.

［15］申五一，金鸿. 现代医学美容宜与忌. 北京：中国古籍出版社，2005.

［16］任军. 塑形打造美丽. 武汉：湖北科学技术出版社，2005.

［17］莫小忠. 现代医疗美容 280 个秘密. 上海：上海科学普及出版社，2009.

［18］刘文阁，李素娟. 瘢痕美容塑形 200 问. 北京：学苑出版社，2000.

［19］钟方盛. 美丽的真相. 北京：新华出版社，2008.

［20］葛欣甫. 太极六合针法. 北京：人民军医出版社，2009.

附录一

穴位埋线疗法起源与发展

　　穴位埋线疗法是一种新兴的穴位刺激疗法，是针灸疗法在临床上的延伸和发展，也是中西医相结合的丰硕成果。

　　我国古代约在四千年前就开始"以石刺病"，以后又有了石针、骨针、铁针、银针、金针等。后世在继承古代针灸治病方法的基础上，又创制出现在的不锈钢针，以及三棱针、皮肤针等各种治疗工具和方法。后来随着针灸疗法日新月异的发展，现代的科学方法和手段逐渐与针灸理论结合在一起，形成了多种多样的穴位刺激疗法，如电针、水针、头针、耳针、割治、穴位注射、磁疗等，使针灸学术内容更加丰富，疗效日益提高。这些治疗方法的共同点，就是利用医疗器具对人体的经络穴位施以刺激，以"通其经脉、调其血气"从而消除病理因素，治愈疾病。

　　但是，临床上对一些顽固的慢性疾病，单纯采用针灸等一般方法，产生的效果往往不太理想，疗效不太巩固，疗程也较长，故又产生了留针和埋针的方法来加强感应，延长刺激时间，以巩固和提高疗效，达到彻底治愈疾病的目的。但慢性病病情缠绵难愈，用留针和埋针法有时也难以治愈。

　　穴位埋线疗法产生于上世纪 60 年代初期，原来就是穴位埋藏疗法的一种方法，它将胶原蛋白线埋植到穴位内，通过胶原蛋白线这种异体蛋白组织对穴位产生持久而柔和的生理物理和生物化学的刺激来达到治疗疾病的目的。它与其他埋藏疗法相比，具备许多特有的优点。其他埋藏疗法往往材料来源窄，不易消毒和保存，操作复杂，反应较重，有的植入物如钢圈等需再次取出；而胶原蛋白线来源广，消毒容易（本身就浸泡在消毒液内），操作简便（随埋线入即可），反应相对较轻，术后身体对胶原蛋白线可自行吸收，而且胶原蛋白线本身为动物组织加工而成，既保持了动物组织异性蛋白的特性，又具有一定的硬度，兼具动物组织和钢圈等其他埋藏物的优点，提高了疗效。故穴位埋线疗法一经产生，便得以普遍开展，脱颖而出，独树一帜，成为针灸疗法的一个独立的分支。

　　穴位埋线在临床上除传统用于治疗慢性病和虚证外，还扩大到治疗急症、实证等各种疾病，其治疗病种已达一百余种，涉及传染、内、外、妇、儿、皮肤、五官等各科，近几年来，在各级刊物上报道的治疗病种有 200 种之多，病例已超数万例，在安徽、河北、江苏、重庆、河南等省市还成立了埋线专科门诊和医院。河北省成立了河北省老科协技术工作者协会埋线医学分会，召开了全国性埋线医学专业会议六次，2006 年经教育主管部门批准成立了石家庄埋线医学培训学校。全国已举办此类培训班数百次，培养了大批穴位埋线的专业技术人才。穴位埋线在新的历史时期以其独有的治疗特色焕发出勃勃生机。经中华传统医学会 2010 年 4 月 10 日理事会研究决定，批准成立"中华传统医学会埋线医学专业委员会"吸收河北省老科学技术工作者协会埋线医学分会全体人员为该专业委员会会员，从此埋线学术团体有了一个全国的学术交流平台。

这些成果主要表现在三个方面，一是在理论上出版了一批穴位埋线的专著，温木生在 1991 年编著的《实用穴位埋线疗法》，是该疗法的第一部专著，该书总结了穴位埋线疗法问世四十多年以来的经验和成果，引起了巨大反响，2001 年温木生又与郑详容编著了《埋线疗法治百病》，全书不但整理和总结了埋线疗法创立以来的经验和诸多资料，还对埋线疗法的起源、作用机制、特点和作用做了有益的探讨，并首次介绍了埋线疗法与其他针灸、埋线疗法相辅相成治疗相关疾病的尝试和体会，并详细介绍了传染、内、外、妇、儿、皮肤、五官等科 140 种疾病的穴位埋线疗法及其体会，崔瑾、杨孝芳合著的《穴位埋线疗法》一书，除对穴位埋线的各种方法作系统整理外，尚介绍了穴位埋线治疗后的正常、异常反应和注意事项等。二是 2008 年马立昌、单顺主编的《微创穴位埋线疗法》，该书是近年来埋线疗法专著的最新版本，是推广"卫生部十年百项适宜技术"之一微创埋线疗法的范本。三是 2011 年马立昌、单顺、张金霞主编《微创埋线实用技术》一书，把埋线配合放血、拔罐等手法结合，提高临床疗效，并且第一次提出来埋线美容塑形新概念，为埋线美容塑形奠定了基础。可增加医学院校、中医、中西医结合毕业生学习后创业或就业的机遇。基层临床医生掌握该项技能后如虎添翼，更能造福于健康事业。

20 世纪 60 年代兴起的穴位埋线疗法是针灸医学治疗模式的一次重大改进。该疗法通过在穴位内埋置医用羊肠线的方式代替传统的埋线刺激，以获得一种长效刺激效果。埋线治疗可以使刺激长达 2～4 周，患者不必每日来医院治疗，因此大大提高了患者的顺应性。早期的穴位埋线主要用于消化道溃疡、哮喘和小儿脊髓灰质炎的治疗，治疗方法如切埋法、割埋法、结扎法，皆要求局部麻醉，使用埋线器械，多少都有些小手术的性质。尽管有一定的疗效，治疗方式较每日针灸方便得多，但是操作比较复杂，且容易感染，临床上已经很少应用。从临床研究论文情况来看，20 世纪 80 年代后穴位埋线的发展基本上处于停滞阶段。但是，穴位埋线毕竟有长效和方便患者等独特的治疗特点，许多临床工作者在最初的埋线方法的基础上，对埋线疗法进行了改进。首先是应用腰穿针改良为埋线针具，后经进一步创新研制了专门用于穴位埋线的埋线针。这些改进简化了埋线的操作，减少了患者的痛苦，降低了埋线后感染的机会。在许多慢性疾病的治疗方面取得了良好的效果，其治疗范畴也扩展到内、外、妇、儿、皮肤、美容塑形、瘦身、亚健康等各科疾病的预防和治疗。穴位埋线经过针具改进后，已经进入了微创治疗医学的领域，作为一种长效针灸治疗方法，微创埋线是具有广阔发展前景的治疗技术。

生物材料学发展与微创医学的结合形成新的发展机遇，研制适合临床需要、改进治疗模式、减少埋线痛苦、便于患者治疗的新器具和新材料已经成为针灸发展的必然。微创埋线医学的发展也将促进针灸标准化和规范化的研究。埋线材料通过控制材料的成分、降解速度可以在一定程度上实现针灸治疗的标准化和规范化，使针灸治疗更加易于推广应用。在临床和基础研究方面，可以实现研究成果的重复性、继承性以及可比较性。所以，微创埋线的发展无论在临床治疗模式上还是美容塑形的研究发展上都将带来新的突破。

随着中医药在世界范围内的飞速发展，中医针灸在世界范围内的推广更为迅速，这就为埋线美容奠定了坚实的基础。进入 21 世纪，人类老龄化趋势愈来愈明显，更多爱美的人士追求以往年轻时的靓丽容颜，要求回归自然美、健康美的呼声越来越高，以往西医外科整形手术不仅面临高昂的手术费用，不良反应多，易感染或是高风险让很多追求美的人士失去了信心，也给很多人留下了无法挽回的伤害，而微创穴位埋线面部塑形疗法正顺应了时代的召唤，越来越受到广大爱美人士的欢迎，结合正确的中医辨证理论与治疗穴位，通过更多的临床实践与研究，穴位埋线疗法可更多地运用于其他部位的美容塑形，给更多爱美的人带来靓丽容颜与健康。

人们整形和减肥，不外乎关系到一个"美"字，对美，不同民族、不同时代的人有不同观点，但人类的爱美意识是相同的。正所谓"爱美之心，人皆有之"，人们对美丽容颜的追求，对青春永驻的向往过去直到现在都一直存在，美容和减肥方法也应运而生，现代医疗技术的迅速发展，带动了医疗美容瘦身技术较快的更新，特别是现代微创方法包括埋线的方法与美容瘦身相结合，成为现代美容瘦身的一朵奇葩，反过来，也加速了埋线疗法的发展，其治疗范围也逐渐扩大。开创了整形美容瘦身和埋线医学一体化的新的融合模式！为中国的医疗美容事业和埋线医学提供了新的生命力。中式埋线微整形的研究，特别是在面部微整形提升、面部除皱、瘢痕换肤、无痕眼袋等方面，达到了创伤小、恢复快、绿色无毒无不良反应的效果，在面部以及颈部、鼻部、眼部、胸部、腹部、腿部等领域的中式埋线微整形、修复均有独创成就，这不但丰富了美容塑型技术的内容，更是推动了埋线疗法的创新和发展，以供大家在医疗美容工作中参考。

附录二

卫生部第二轮面向农村和基层推广适宜技术"十年百项计划"第五批项目之一

一、穴位埋线技术的临床应用

1. 技术要点

穴位埋线是针灸的延伸，是利用线体对穴位的持续刺激作用治疗疾病的一种临床技术。其主要方法是利用一次性使用穴位埋线针将医用羊肠线线植入穴位，来达到协调脏腑、平衡阴阳的作用。该技术具有无切口，不打麻药，安全、有效等特点，消除了传统埋线创伤大、易感染、患者痛苦大、不易接受等缺点；而且操作简单，疗效持久，容易在基层医院普及，因此在临床应用广泛。

穴位埋线是在传统针具和针法基础上建立和发展起来的，在埋线疗法的整个操作过程中，包括了穴位封闭疗法、埋线疗法、刺血疗法、组织疗法、割治疗法，同时也包含了埋针效应及后作用效应。这多种方法和效应集中和整合起来，形成了穴位埋线独特的治疗作用和效果。起到了疏通经络、调和气血、补虚泻实的作用，而最终达到治疗疾病的目的。

穴位埋线是在留针的基础上发展起来的，因此也具备了留针的作用。保持并加强针灸的持续作用，通过留针可以保持针灸的持续作用，加强治疗效果。如《灵枢·逆顺肥瘦》指出"年质壮大，血气充盈，肤革坚固，因加以邪者，深而留之"；针灸时，通过留针可以达到补泻的目的。在临床上许多患者，都有是通过留针使针感加强，一定程度上表明静中有动、动静互涵，留针同埋线手法一样能够起到补泻的作用。此外，留针尚有补泻和催气、候气的作用。

对于埋线疗法来说，从传统中医角度来看，其治疗作用主要体现在协调脏腑、疏通经络、调和气血、补虚泻实几个方面。

总之，穴位埋线是在针灸的基础上发展起来的一项临床实用技术，操作简单、疗效确切、经济实用，适合在基层与农村进行广泛推广。

2. 推广方式

以地区为单位，举办培训班，推广该项技术；依托有关学术团体，在有关针灸学术会议上宣传该项技术；与有关卫生厅（局）合作，联合推广该技术。到基层进行技术指导，实地推广技术。

3. 推广应用范围

各医院中医针灸科、各乡镇卫生院、村卫生室的中医针灸医生皆可应用。

4. 推广单位可提供的条件

具有培训学校，基层单位可随时参加培训学习；技术产品成熟；农村及西部地区学员可减或免学费。

5. 推广单位可向西部地区提供的优惠条件

学员学费可减或免；产品价格可适当降低；可到西部就近培训学员。

6. 接受单位应具备的条件

具有中医针灸专业技术人员；具有医院一般的消毒条件，如紫外线消毒室，消毒制度与措施等。

7. 推广单位通讯地址及联系人

单位：石家庄埋线医学培训学校

地址：河北省石家庄市建设南大街裕华区南位永泰路九巷 14 号

从石家庄火车站乘 344 路公交车到南位站向东 500 米；或者换乘 3 路、69 路到河北科技大学北下车西北行 300 米。

微信公众号：mxyxpx   网址：www.sjzmxyx.com

咨询电话：13333373821   手机：15631102991（马立昌）

后　记

　　埋线疗法经过 50 多年风风雨雨，在全国埋线医学工作者的努力下，从简单治疗几种病到现在能够治疗上百种慢性病疑难病，从简单的治疗针具发展到现在各种规格的一次性埋线针具，从使用单一的羊肠线到现在各种生物蛋白线的应用，埋线疗法百花齐放百家争鸣，埋线技术蓬蓬勃勃发展，已经成为一种成熟的治疗技术造福于人类健康。

　　现代人的温饱问题解决以后，有一个健康的身体、美丽的容貌成了人们梦寐以求的追求，近十几年在美容减肥领域应用埋线技术也取得了骄人的成绩。中华传统医学会埋线医学专业委员会理事会审时度势，适应社会的需求，通过专家们的努力，在中西医结合理论指导下，应用辨证施治，体质调理解决了人们渴望的身体健康问题以后，河北省石家庄市裕华区埋线医学培训学校校长马立昌先生适时推出了中式埋线微整形与减肥的新概念、新方法，结合现代医学理论与实践，形成了一整套解决微整形减肥方法，改变了单纯使用欧式、韩式方法的现状。埋线美容微整形几乎没有副作用，没有毁容的后顾之忧，是今后美容减肥领域值得重点推广的好方法。中式埋线微整形与减肥一定和埋线疗法一样具有强大的生命力，为维护人类健康，为更多人拥有年轻漂亮容貌、轻盈的体态、自信的心态，为社会和谐做出巨大贡献。

中华传统医学会埋线医学专业委员会荣誉会长

单　顺